Dr. med. Dietlinde Burkhardt

Rat und Hilfe bei
Schuppenflechte

Die neuesten Erkenntnisse zur Behandlung der Psoriasis
Hautpflege • Richtige Ernährung • Psychologische Aspekte

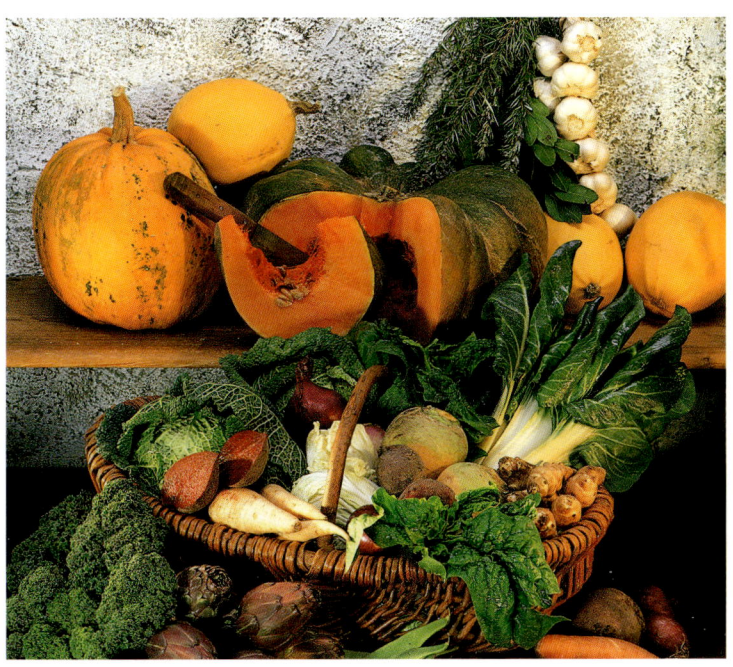

SÜDWEST

Inhalt

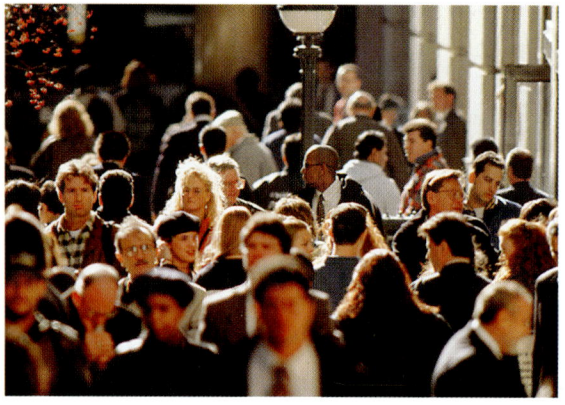

Eine weit verbreitete Krankheit unserer Zeit – die Schuppenflechte.

Kann eine Klima-therapie am Toten Meer Wunder wirken?

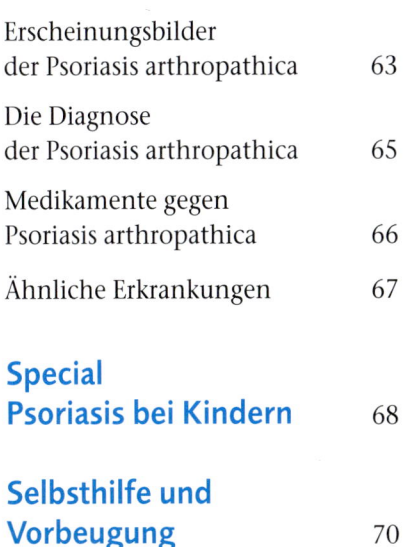

Entspannung fördert die Heilung der Schuppen-flechte.

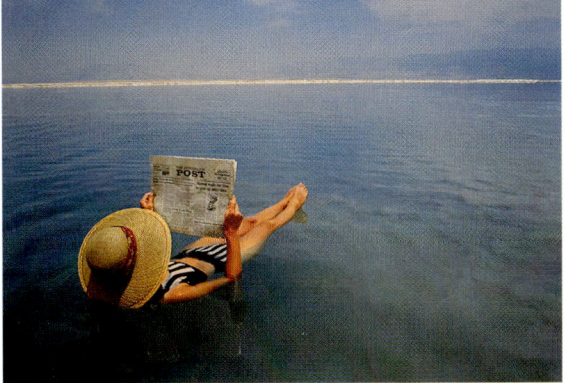

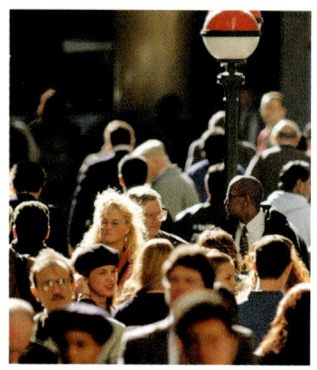

Laut Statistik leiden 2 von 100 Deutschen an der Hautkrankheit Psoriasis vulgaris.

Die Schuppenflechte ist bereits seit dem Altertum bekannt. Genauer beschrieben wurde sie erstmals im 19. Jahrhundert. Seitdem wird sie auch als eigenständige Erkrankung angesehen. Ihren heutigen Namen hat sie von dem Wiener Hautarzt Ferdinand von Hebra (1816–1880).

Wie kommt es zu Schuppenflechte?

Die Schuppenflechte (Psoriasis vulgaris) ist eine der bekanntesten und häufigsten Hauterkrankungen unserer Zeit: Etwa zwei Prozent der europäischen Bevölkerung sind von der Krankheit betroffen. Damit ist die Schuppenflechte etwa genauso verbreitet wie die Zuckerkrankheit (Diabetes mellitus). In Deutschland sind schätzungsweise 1,6 Millionen Menschen an Psoriasis erkrankt.

Wer ist betroffen?

Die Schuppenflechte ist allerdings nicht überall gleich stark verbreitet. Sowohl die geografische Lage als auch die Hautfarbe scheinen Einfluss auf die Häufigkeit ihres Auftretens zu haben. In tropischen und subtropischen Regionen kommt Psoriasis wesentlich seltener vor als z.B. in Mitteleuropa. Weiße erkranken am häufigsten an Schuppenflechte, gefolgt von Menschen mit gelblicher Hautfarbe, bei schwarzhäutigen Personen kommt sie noch seltener vor. Menschen mit eher rötlicher Hautfarbe (Indianer, Eskimos) sind so gut wie gar nicht von dieser Krankheit betroffen.

Die Psoriasis kann in jedem Alter auftreten, allerdings ist ein Ausbruch im frühen Kindesalter und bei älteren Menschen eher selten. Männer und Frauen erkranken etwa gleich häufig.

Psoriasis ist nicht ansteckend

Die Psoriasis ist eine häufig chronische Erkrankung, die sich entweder an einzelnen Stellen bemerkbar macht oder sich in Form größerer Areale über den ganzen Körper erstrecken kann. Sie ist weder für andere Menschen ansteckend, noch können andere Körperstellen von einem Herd infiziert werden.

Verschiedene Typen der Psoriasis

In zwei Altersphasen tritt die Erkrankung besonders oft zum ersten Mal auf, und dieses Merkmal dient auch zur Unterscheidung der beiden Grundtypen von Psoriasis.

▶ Typ-I-Psoriasis: Die Krankheit beginnt vor dem 40. Lebensjahr, meist im Alter zwischen 15 und 25 Jahren. Diese Form befällt etwa zwei Drittel der Erkrankten und tritt familiär gehäuft auf. Sie ist genetisch bedingt und wird in vielen Fällen an die Nachkommen vererbt. Vor allem konnte ein Zusammenhang mit so genannten HLA-Antigenen nachgewiesen werden. Der Krankheitsverlauf ist meist schwerer als bei Typ II.

▶ Typ-II-Psoriasis: Die Krankheit beginnt erst nach dem 40. Lebensjahr. Eine familiäre Häufung ist nicht zu beobachten. Daher wird angenommen, dass bei der Entstehung dieser Art der Schuppenflechte nicht die Vererbung, sondern andere Faktoren eine Rolle spielen. Schuppenflechte (sowohl Typ I als auch Typ II) kann also auch bei Menschen auftreten, in deren Familie vorher niemand betroffen war.

Vererbt gleich erkrankt?

Die Tatsache, dass eine bestimmte Form der Psoriasis vererbt wird, bedeutet nicht, dass es sich um eine angeborene Krankheit handelt. Lediglich die Veranlagung, daran zu erkranken, wird vererbt. Man spricht auch von Disposition. Viele Menschen, die erblich vorbelastet sind, bekommen jedoch nie Schuppenflechte. Die Wahrscheinlichkeit zu erkranken liegt bei 10 bis 20 Prozent, wenn ein Elternteil Schuppenflechte hat. Sind beide Eltern betroffen, erkrankt das Kind mit einer Wahrscheinlichkeit von 60 Prozent im Lauf seines Lebens ebenfalls.

Man glaubt, dass das Erbgut an mehreren Stellen verändert sein muss, damit es zur Veranlagung für Schuppenflechte kommt. Damit jemand, dessen Gene diese Disposition aufweisen, dann aber tatsächlich an Psoriasis erkrankt, müssen weitere Auslösefaktoren eintreten, die zusätzlich zur erblichen Anlage eine Ersterkrankung auslösen.

Der Name »Psoriasis« kommt von dem griechischen Wort »psora«, das Krätze bedeutet. Die Schuppenflechte hat allerdings mit der eigentlichen Krätze (Skabies), einer durch (Krätz-)Milben verursachten Hauterkrankung mit Ausschlag und starkem Juckreiz, nicht viel gemeinsam.

Veranlagung oder Erkrankung?

Die Veranlagung für Schuppenflechte kann in drei Grade eingeteilt werden:

1. Eine erbliche Veranlagung ist vorhanden, die Schuppenflechte kommt jedoch nicht zum Ausbruch, d.h., es gibt keinerlei äußere Anzeichen für die Krankheit. Mit den derzeitigen medizinischen Methoden kann weder die Erkrankung selbst noch die Veranlagung festgestellt werden.

2. Es treten keine erkennbaren Hauterscheinungen auf, aber mit speziellen Untersuchungsmethoden, z.B. Labortests oder mikroskopischen Gewebeuntersuchungen, lassen sich kleinste Veränderungen feststellen, die Hinweise auf die Erkrankung geben.

3. Die Schuppenflechte ist durch das Auftreten von Hauterscheinungen deutlich sichtbar und voll ausgeprägt.

In einer Untersuchung von 3000 Psoriasispatienten stellte sich heraus, dass die typischen Hautveränderungen bei 36,5 Prozent während des zweiten Lebensjahrzehnts auftraten. In der dritten Dekade waren es noch 26,8 Prozent, in der ersten 14,6 Prozent.

Die Bedeutung des HLA-Systems

Das HLA-System (Human Leucocyte Antigen = Antigen der menschlichen weißen Blutkörperchen) ist ein System von Zellantigenen, das nach bestimmten Gesetzmäßigkeiten weitervererbt wird. Diese Antigene sind Strukturen, die an den Zelloberflächen ausgebildet werden und dafür verantwortlich sind, dass Organe nach einer Verpflanzung als fremd erkannt und abgestoßen werden. Das HLA-System besteht aus sehr vielen unterschiedlichen HLA-Typen.

HLA-System und Psoriasis

Bestimmte HLA-Typen kommen bei Psoriasiskranken häufiger vor als bei nicht Betroffenen. In der Praxis bedeutet das: Wenn bei einem Menschen eine oder mehrere Typen solcher Antigene im Blut nachgewiesen werden können, ist die Wahrscheinlichkeit größer, dass er selbst an Psoriasis erkrankt und die Veranlagung auch an seine Kinder weitervererbt.

Vererbungsrisiken und Schwangerschaft

Die häufigste Frage von Psoriasispatienten lautet: »Können meine Kinder auch Schuppenflechte bekommen?« Die Antwort auf diese Frage ist grundsätzlich »ja«. Allerdings wird nicht die Erkrankung selbst vererbt, sondern die Veranlagung (Disposition), eine Schuppenflechte auszubilden, und das auch nur mit einer bestimmten Wahrscheinlichkeit. Im Einzelfall lässt sich also nicht vorhersagen, ob ein Kind später Schuppenflechte bekommt oder nicht. Genauso wenig können Ausprägung und Schweregrad der Erkrankung im Voraus angegeben werden. Oft sind die Nachkommen über mehrere Generationen hinweg nicht oder nur ganz geringfügig von Schuppenflechte betroffen.

Während der Schwangerschaft verändert sich die Ausprägung der Erkrankung durch die hormonelle Umstellung. Das Krankheitsbild kann sich verbessern oder verschlechtern, der Verlauf scheint auch von einigen Faktoren wie Alter oder psychischer Verfassung abhängig zu sein. Vor einer geplanten Schwangerschaft sollten Sie mit Ihrem Arzt sprechen, damit die Therapie neu angepasst werden kann. Gefährlich für das werdende Kind wären etwa Vitamin-A-Derivate, die nur bei gleichzeitiger Empfängnisverhütung eingenommen werden dürfen.

Sind beide Elternteile veranlagt, Psoriasis zu entwickeln, steigt das Risiko für deren Kinder auf 60 Prozent, ebenfalls zu erkranken. Schuppenflechte ist jedoch keine Krankheit, wegen der von einer Schwangerschaft abzuraten wäre.

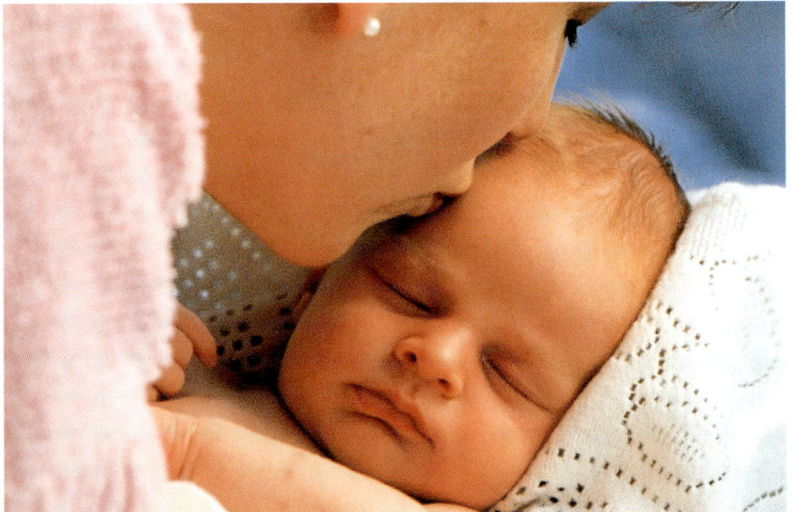

Wenn der Kinderwunsch bei beiden Elternteilen stark ausgeprägt ist, sollten sie sich über die Möglichkeit einer Vererbung von Schuppenflechte zwar im Klaren sein, sich jedoch nicht allein aus diesem Grund gegen ein Kind entscheiden.

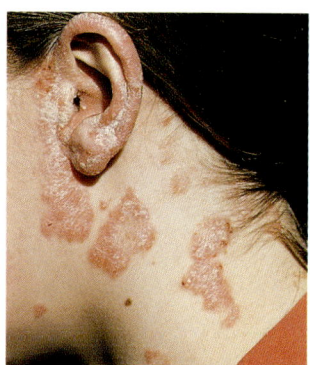

Die Hautveränderungen können sowohl in Form von Einzelherden als auch generalisiert auftreten.

Schuppen auf der Haut

Die Schuppenflechte ist eine Erkrankung mit einem sehr vielfältigen Erscheinungsbild, das nicht immer nur die Haut betrifft. Mit über 90 Prozent ist die Psoriasis vulgaris die häufigste Form. Das drückt sich auch in dem Namensteil »vulgaris« aus, das so viel wie »gewöhnlich, gemein« bedeutet und einen Hinweis auf die normalerweise vorkommende Form und ihre weite Verbreitung gibt.

Charakteristische Hautbilder

Typische Psoriasisherde bestehen aus einer Rötung mit silbrig glänzender Schuppung. Größe, Form, Ausdehnung und Sitz der Herde sind individuell sehr unterschiedlich ausgeprägt und können die Diagnose erschweren. Die Krankheitsherde können prinzipiell überall auftreten. Zunächst entsteht ein kleiner, entzündlich geröteter Fleck. Die Haut wird dicker und es entwickelt sich eine silbrige Schuppung.

Typische Merkmale der Psoriasis

Typisch für einen Psoriasisherd sind drei Phänomene, die dem Arzt wichtige Hinweise zur Erstellung der Diagnose geben:
▶ Das »Kerzen(-fleck-)phänomen«: Die Schuppen lassen sich (z. B. mit Hilfe eines Holzspatels) schichtweise abkratzen. Diese abgekratzten Schichten erinnern an abgeschabte Wachsschichten einer Kerze.
▶ Das Phänomen des »letzten Häutchens«: Entfernt man die gesamte Schuppenschicht durch Abkratzen, so wird ein dünnes, feucht glänzendes Häutchen sichtbar. Dabei handelt es sich um die unterste Schicht der Oberhaut oder Epidermis.
▶ Das Phänomen des »blutigen Taus« (Auspitz-Phänomen): Beim Entfernen dieses letzten Häutchens werden winzige Blutgefäße eingerissen, es entstehen punktförmige Blutungen.

Das Erscheinungsbild der Schuppenflechte hat noch bis Ende des Zweiten Weltkriegs dazu geführt, dass die Krankheit mit Lepra verwechselt wurde. Die Betroffenen wurden wie Aussätzige behandelt.

Leider jedoch lassen sich diese Phänomene nicht immer eindeutig zuordnen. So kann an bestimmten Körperstellen, z.B. an Handflächen oder Fußsohlen, der Nachweis oftmals erschwert sein. Dann ist in der Regel eine zusätzliche mikroskopische Untersuchung erforderlich, um andere Hauterkrankungen auszuschließen.

Anordnung und Form der Hautveränderungen

Die Hautveränderungen können von Patient zu Patient völlig unterschiedlich ausgeprägt sein, und bei jedem einzelnen Patienten weisen die Herde oft verschiedene Entwicklungsstufen auf. So kann es in der Mitte eines Herdes bereits zur Abheilung bzw. Rückbildung kommen, während sich die Veränderungen im Randbereich weiterhin ausbreiten. Dadurch werden oft ungewöhnliche (z.B. geschlängelte, ring- oder bogenförmige) Erscheinungen hervorgerufen.

Bei plötzlichem Auftreten entstehen zunächst meist punktförmige, rundliche Herde, die sich am Rand ausbreiten. Ihre Größe kann sehr unterschiedlich sein und variiert von Stecknadelkopf- (Psoriasis punctata) über Linsen- (Psoriasis guttata) bis hin zu Münzgröße (Psoriasis nummularis). Die Herde können einzeln stehen oder zu größeren Arealen zusammenfließen, wodurch ein landkartenartiges Bild (Psoriasis geographica) entsteht. Sie sind meist wie ein Ausschlag bei Masern oder Windpocken über große Flächen verteilt. Die Schuppenauflagerungen sind unterschiedlich stark ausgeprägt. Im Extremfall kommt es zu einer Ausbreitung auf der gesamten Haut, man spricht dann von (psoriatischer) Erythrodermie (siehe Seite 20).

Vorübergehende Abheilung

Psoriasisherde können auch ohne Behandlung spontan abheilen. Die Haut regeneriert sich jedoch nicht immer sofort vollständig; vorübergehende Veränderungen können zurückbleiben. Dabei handelt es sich meist um Pigmentstörungen, die sich als übermäßige, in der Regel bräunliche, oder als abgeschwächte oder fehlende Pigmentierung zeigen können. Nach Abheilung entstehen keine Narben.

Bei den meisten Patienten beschränken sich die Hauterscheinungen während ihres ganzen Lebens auf kleine Stellen. Das Krankheitsbild verschlechtert sich auch nicht automatisch mit fortschreitendem Alter.

Aufbau der gesunden Haut:
A Oberhaut, B Lederhaut,
C Unterhaut, 1 Hornschicht,
2 Glanzschicht (nur an
Handflächen und Fußsohlen),
3 Körnerzellschicht,
4 Stachelzellschicht,
5 Basalzellschicht,
6 elastische Fasern
und Kollagenfasern,
7 bindegewebige Fasern,
8 Unterhautfett, 9 Hautzellen,
10 Blutkapillaren,
11 Nervenendigungen.

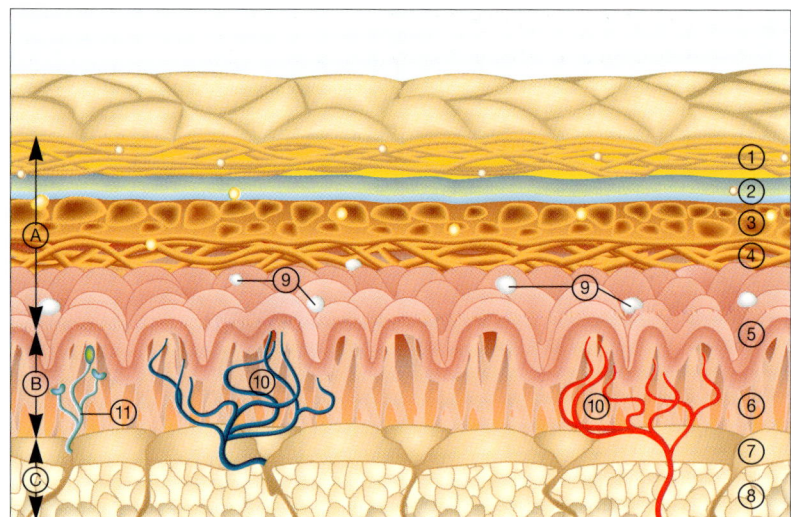

Körperliches und seelisches Leiden

Die Hauterscheinungen der Schuppenflechte schmerzen normalerweise nicht. Manche Patienten klagen allerdings über gelegentlichen Juckreiz unterschiedlicher Stärke. Er tritt vor allem auf, wenn die Kopfhaut oder die Haut in den Hautfalten von dem schuppigen Ekzem betroffen ist. Auch zu Beginn eines neuen Schubes oder während einer Behandlung kann es vorübergehend zu Juckreiz kommen.

Allgemeinbeschwerden bestehen in der Regel ebenfalls nicht. Sämtliche Laborwerte bleiben bei dieser Erkrankung unverändert. Lediglich bei sehr ausgedehntem Befall der Haut kann es zu einer Erhöhung der Harnsäurewerte im Blut kommen.

Abgesehen von den Veränderungen in der erkrankten Haut selbst konnten bei der Psoriasis bislang keine allgemeinen Störungen des Stoffwechsels oder anderer Körperfunktionen nachgewiesen werden.

Gefahr der Vereinsamung

Nicht zu unterschätzen ist die psychische Belastung, unter der vor allem jüngere Patienten oft erheblich leiden. Viele Menschen halten die Psoriasis für ansteckend oder finden die Hauterscheinungen unästhetisch oder gar eklig und fühlen sich dadurch abgestoßen. Leider werden deshalb Psoriasispatienten immer wieder vom Besuch öffentlicher Schwimmbäder oder ähnlicher Einrichtungen ausgeschlossen. Seit Jahren kämpfen Betroffene und ihre Angehörigen deshalb gegen Vorurteile und Diskriminierung. Diese schlechten Erfahrungen bewirken bei vielen Betroffenen auch, dass sie sich immer mehr von der sozialen Gemeinschaft absondern, sich gleichsam selbst isolieren. Das führt zu Einsamkeit, schadet dem Selbstbewusstsein und erhöht den psychischen Druck um ein Vielfaches.

Der Aufbau der gesunden Haut

Um die Vorgänge und Veränderungen in der Feinstruktur der Haut verstehen zu können, muss man ihren normalen Aufbau kennen. Die Haut besteht aus drei Schichten. Von außen nach innen sind dies die Oberhaut, die Lederhaut und die Unterhaut, die wiederum aus mehreren Schichten bestehen.

Die Oberhaut (Epidermis)

Die oberste Schicht der Haut, die Epidermis, ist die eigentliche Schutzschicht des Körpers nach außen. Die Epidermis ist ebenfalls wieder aus mehreren Schichten aufgebaut. Der äußersten Hornschicht folgen die Körnerzell-, die Stachelzell- und schließlich die Basalzellschicht. Diese unterste Schicht der Oberhaut besteht aus Horn bildenden Zellen, die auch Keratinozyten heißen. Sie sind für den Aufbau und die Regeneration der gesamten Epidermis zuständig.

Durch ständige Zellteilung werden Tochterzellen gebildet, die nach und nach in die darüber liegenden Schichten wandern und so schließlich an die Hautoberfläche gelangen. Dort werden sie fortwährend abgestoßen und durch neue Zellen ersetzt. Auf diese Weise wird die Haut immer wieder erneuert. In der Basalzellschicht liegen auch die pigmentbildenden Zellen, die Melanozyten heißen. Sie bilden den Pigmentfarbstoff Melanin, der an die benachbarten Zellen abgegeben wird und dafür sorgt, dass wir nach einem Sonnenbad braun werden.

Die Hornschicht der Haut ist je nach Körperstelle unterschiedlich dick: Ihre Dicke beträgt im Durchschnitt etwa 0,1 Millimeter, an Stellen wie den Fußsohlen jedoch bis zu 1,5 Millimeter. Am dünnsten ist die Hornhaut am Hodensack.

Die Basalzellschicht ist im Bereich des Psoriasisherdes um das 20fache ihrer normalen Länge ausgedehnt und »wellt« sich stark.

11

Die Lederhaut (Korium, Dermis)

Die Lederhaut ist wesentlich dicker als die Epidermis und besteht aus festem Bindegewebe, das sich aus elastischen Fasern und Kollagenfasern zusammensetzt. Die ineinander geflochtenen Strukturen geben der Haut ihre hohe Zugfestigkeit und Dehnbarkeit (Elastizität). Die kollagenen Fasern besitzen auch die Fähigkeit, Wasser zu binden, und sind daher für den Feuchtigkeitsgehalt und den Spannungszustand der Haut verantwortlich. In der Lederhaut befinden sich zahlreiche Blut- und Lymphgefäße sowie Nervenendigungen, Temperaturfühler und Tastsinnesorgane. Auch Hautanhangsgebilde wie Haare, Schweiß- und Talgdrüsen sind in diese Schicht eingebettet.

> Bei der Psoriasis sind die in der Lederhaut liegenden Gefäße verlängert, schlängeln sich und sind erweitert, um den für die Hautveränderungen nötigen erhöhten Nährstoffbedarf zu garantieren. Das führt zu der typischen Rötung der Haut.

Die Unterhaut (Subkutis)

Diese unterste Hautschicht bildet eine Art Polster zwischen der Lederhaut und den tiefer gelegenen Strukturen (Knochen, Sehnen, Muskeln). Die Unterhaut ist kammerartig aus bindegewebigen Fasern aufgebaut, zwischen denen sich zahlreiche Fettzellen befinden. Man spricht deshalb auch von subkutanem Fettgewebe oder Unterhautfett. Die Fettschicht ist in Abhängigkeit von der Körperregion, dem Ernährungszustand und der Veranlagung unterschiedlich stark ausgeprägt. Ihr Aufbau unterscheidet sich bei Männern und Frauen. Mit zunehmendem Alter schwindet das Fettgewebe, daher wird die Haut schlaffer.

> Ein intakter Säureschutzmantel sorgt für die optimale Bakterienbesiedlung der Haut und unterstützt ihre Schutzfunktion gegenüber angreifenden Schadstoffen.

Der Säureschutzmantel

Die Haut ist nach außen von einem dünnen, so genannten Hydrolipidfilm bedeckt, der sich aus Schweiß, Wasser, Talgdrüsensekret und Hornzellbestandteilen zusammensetzt. Dieser wässrig fettige Film, der sich ständig erneuert, bildet einen zusätzlichen Schutz gegen Krankheitserreger wie Pilze oder Bakterien, gegen Austrocknung und gegen chemische Substanzen (vor allem alkalische Lösungen). Außerdem hält er die Epidermis glatt und geschmeidig. Er ist mit einem pH-Wert

Die zahlreichen Aufgaben der Haut

▶ Schutz vor Umwelteinflüssen (Wasser, (UV-)Strahlen, Hitze, Kälte)

▶ Schutz vor mechanischen Verletzungen (Druck, Stoß oder Reibung)

▶ Schutz vor dem Eindringen von Schmutz und Krankheitserregern

▶ Schutz vor chemischen Substanzen

▶ Schutz vor Flüssigkeitsverlust des Körpers

▶ Temperaturregulation

▶ Ausscheidung von Stoffwechselprodukten

▶ Sinneswahrnehmung und Reizweiterleitung an das Nervensystem

▶ Speicher für Nährstoffe und Wasser

von durchschnittlich 4,5 bis 5,9 mäßig sauer. Daher bezeichnet man ihn auch als Säureschutzmantel. Durch übertriebenes oder zu häufiges Waschen, vor allem mit Seifen, kann dieser Schutzmantel geschädigt werden. Die Haut wird dann rau, trocken und rissig und kann wichtigen Aufgaben nur noch eingeschränkt nachkommen.

Hautveränderungen bei Psoriasis

Die empfindliche Haut von Psoriasispatienten ist im Wesentlichen vor allem durch die drei folgenden Störungen bzw. Veränderungen gekennzeichnet:

▶ Anomalitäten des Wachstums und der Entwicklung epidermaler Zellen

▶ Entzündungen

▶ Veränderungen der Blutgefäße

Diese Schädigungen sind unabhängig von der Art der Provokationsfaktoren. Die dabei ablaufenden Vorgänge sind sehr komplex. Bei einer typischen psoriatischen Hauterscheinung sind unter dem Mikroskop in den einzelnen Hautschichten zahlreiche, teilweise charakteristische Veränderungen erkennbar.

Gesunde Haut stößt täglich etwa ein Gramm Hornmaterial ab. Bei der Psoriasis kann diese Menge bis auf zehn Gramm wachsen.

Mit einer Fläche von eineinhalb bis zwei Quadratmetern und einem Gewicht von ca. 14 Kilogramm ist die Haut das größte Körperorgan des Menschen. Als Grenze zwischen Organismus und Außenwelt kommen ihr neben ihrer Aufgabe als Schutzhülle noch zahlreiche andere Funktionen zu.

Störung von Zellbildung und Zellwachstum

Im Bereich eines Psoriasisherdes ist die Epidermis etwa vier- bis fünfmal so dick wie bei der gesunden Haut. Der Fachmann nennt das Hyperkeratose. Die Neubildung von Keratinozyten verläuft bis zu zehnmal so schnell wie normal. Außerdem sind die einzelnen Zellen häufig vergrößert, und ihr Stoffwechsel ist verstärkt aktiv.

Die Zellteilung und das Zellwachstum (Proliferation) erfolgen um ein Vielfaches schneller als bei gesunder Haut. Während die Keratinozyten für ihre Wanderung von der Basalzellschicht bis in die oberste Hornschicht normalerweise etwa einen Monat benötigen, ist dieser Zeitraum bei der psoriatisch veränderten Haut auf nur wenige Tage verkürzt. Aufgrund dieses schnellen Verlaufs sind viele Zellen noch nicht vollständig ausgereift, wenn sie in die oberen Schichten gelangen. Dieses Phänomen erkennt man unter dem Mikroskop daran, dass sich in den normalerweise kernlosen Hornzellen noch Reste von Zellkernen befinden – was bei der gesunden Haut nicht der Fall ist.

Vor allem die so genannte Stachelzellschicht ist stark verdickt. Es bilden sich ausgeprägte Zapfen, die bis in die Tiefe der unteren Hautschichten reichen.

Aufbau der psoriatischen Haut:
A Oberhaut, B Lederhaut,
C Unterhaut, 1 Hornschicht
mit Zellkernresten,
2 Glanzschicht,
3 Körnerzellschicht,
4 verdickte Stachelzellschicht,
5 Basalzellschicht,
6 bindegewebige Fasern,
7 gesteigerte und beschleunigte
Zellbildung,
8 erweiterte Kapillaren.

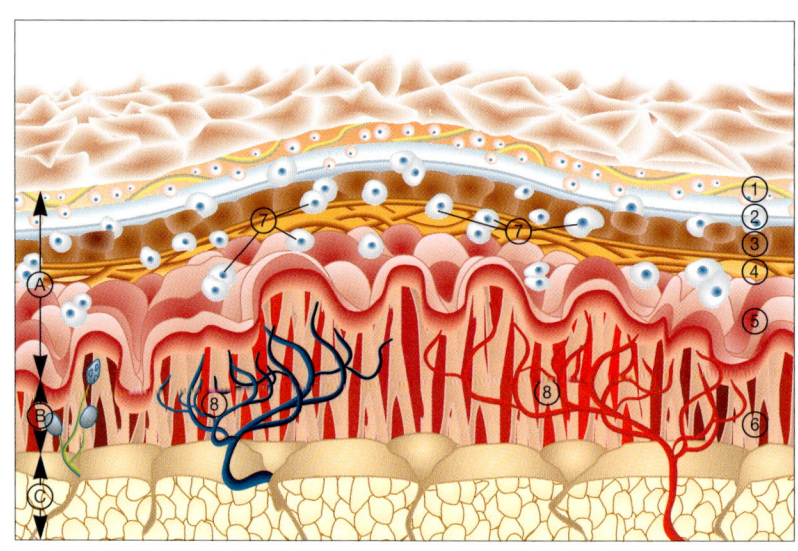

Wie Hautveränderungen entstehen

▶ Die äußerlich sichtbare, silbrig glänzende Schuppung kommt durch eine massive Vermehrung der Hornzellen sowie durch die Bildung von Hornzellen schlechter Qualität zustande. Ein Anzeichen für das beschleunigte Wachstum ist, dass sich auch in der Hornschicht noch Reste von Zellkernen finden lassen. Die Zellwucherung (Proliferation) führt dazu, dass sich Anteile der verdickten Hornschicht nach oben abheben und dann als Schuppen sichtbar werden.

▶ Die entzündliche Rötung der Haut entsteht durch eine Erweiterung der kleinen Blutgefäße (Kapillaren) in der Lederhaut, die dann auch stark geschlängelt verlaufen. Ihre Gefäßwände werden immer durchlässiger. Dadurch können Gewebsflüssigkeit und so genannte Entzündungszellen (Lymphozyten, Histiozyten, neutrophile Granulozyten) vermehrt ins Gewebe gelangen. Es kommt zu Flüssigkeitsansammlungen (Ödemen) und so genannten Zellinfiltraten im Gewebe.

▶ Die Verhornungsstörung und die verstärkte Abschuppung beeinträchtigen die Haut in ihren natürlichen Funktionen. Sie ist stark aufgeraut, Feuchtigkeit und Fett werden vermehrt abgegeben und gehen damit verloren. So büßt die Haut ihre Geschmeidigkeit ein; sie wird trocken und spröde. Auch der natürliche Säureschutzmantel ist gestört, Bakterien und Pilze können leichter eindringen.

Bevorzugte Stellen für Hautveränderungen

Grundsätzlich kann Psoriasis an jeder Hautstelle vorkommen. Bestimmte Körperstellen sind jedoch häufiger betroffen, da sie einer Provokation durch äußere Einflüsse mehr ausgesetzt sind. Zu diesen bevorzugten Stellen gehören die Streckseiten der Knie und Ellbogen, der Kreuzbeinbereich (Sakralbereich) und der behaarte Kopf (Kapillitium). Gesicht und Schleimhäute erkranken nur sehr selten. An den Lippen besteht vor allem im Winter eine Neigung zu Trockenheit, Schuppung und zur Bildung von Hauteinrissen (Rhagaden), besonders an den Mundwinkeln.

Im Vergleich zu gesunder Haut weist die Haut von Psoriatikern Veränderungen in der Zusammensetzung ihrer Bestandteile auf. So haben Untersuchungen ergeben, dass die Haut bei Psoriasis auch einen um bis zu 40 Prozent verminderten natürlichen Harnstoffgehalt hat. Da Harnstoff Flüssigkeit bindet, trägt dies zusätzlich zur Trockenheit der Haut bei.

Befall der Kopfhaut

Weißliche oder gelbliche Schuppen auf dem Kopf können ein Minimalsymptom einer Psoriasis sein, aber auch ein Begleitsymptom anderer Erkrankungen oder eine eigenständige Erscheinung. Übermäßige Schuppenbildung sollte in jedem Fall durch einen Hautarzt abgeklärt werden.

Die behaarte Kopfhaut ist besonders häufig betroffen. Es finden sich in der Regel scharf begrenzte, stark schuppende, entzündlich gerötete Herde. Die Haare selbst sind gewöhnlich nicht krankhaft verändert. Daher kommt es in der Regel auch nicht zu verstärktem Haarausfall. Lediglich bei einigen Sonderformen (Psoriasis pustulosa, Erythrodermie) können die Haare ausfallen, wachsen aber nach Abheilung wieder nach. Das passiert ebenfalls, wenn eine dicke Schuppenschicht lange nicht entfernt wird. Im Bereich der Stirn-Haar-Grenze sowie am seitlichen Kopf ist oft noch ein schmaler Streifen unbehaarter Haut befallen. Am Kopf ist eine Psoriasis oft nur schwer von einem so genannten seborrhoischen Kopfekzem zu unterscheiden, das ebenfalls sehr häufig vorkommt. Auch andere Ursachen können für ekzematische Veränderungen der Kopfhaut infrage kommen.

Gelegentlich finden sich Psoriasisherde auch hinter den Ohren oder im Gehörgang, an diesen Stellen sind sie häufig von Juckreiz begleitet.

Hautfalten

Die Stellen, an denen Haut auf Haut trifft, müssen besonders sorgfältig gepflegt werden. Wichtig ist, sich besonders dort immer gründlich abzutrocknen.

Körperstellen, bei denen immer oder bedingt durch die Körperhaltung sehr häufig Haut auf Haut liegt, nennt man intertriginös. Sie finden sich im Bereich von Hautfalten. Solche Stellen sind beispielsweise die Achselhöhlen, der Bereich unter der weiblichen Brust, der Nabel, die Leisten, die Region um den Darmausgang zwischen den Pofalten und die Finger- und Zehenzwischenräume. Bei fettleibigen Menschen sind derartige Stellen besonders ausgedehnt. Der ständige Kontakt zwischen den Hautflächen bewirkt ein feuchtwarmes Milieu, durch welches das Wachstum von Hefepilzen begünstigt wird. Beides – die Einwirkung von Wärme und Feuchtigkeit einerseits, und eine mögliche Pilzinfektion andererseits – kann an diesen Stellen eine Psoriasis provozieren. Hier kommt es auch gelegentlich zu Juckreiz. Durch die Feuchtigkeit werden die Schuppen leicht abgelöst, so dass oft nur Rötungen erkennbar sind. Das macht es besonders schwierig, die Psoriasis von einer Pilzinfektion oder anderen Ekzemen zu unterscheiden.

Beugeflächen

Selten kommt es vor, dass die Beugeseiten der Extremitäten betroffen sind. In Fällen, in denen ausschließlich die Beugeflächen befallen sind, spricht man von einer Psoriasis inversa, was so viel wie »umgekehrte Psoriasis« bedeutet. Diese Form wird bei etwa fünf Prozent der Betroffenen beobachtet.

Handinnenfläche und Fußsohle

Diese Stellen werden in der Anatomie allgemein Palma (= Handinnenfläche) und Planta (= Fußsohle) genannt. Die dort auftretende Form der Schuppenflechte heißt Psoriasis palmaris et plantaris oder Psoriasis palmoplantaris.

Meist zeigen sich auf beiden Körperhälften scharf begrenzte, rötliche Herde mit einer fest haftenden gelblichen Schuppung. Zudem bilden sich oft schmerzhafte Hauteinrisse (Rhagaden). Die Diagnose ist schwierig, da gerade an diesen Stellen sehr häufig auch andere Erkrankungen (Pilzbefall, Ekzem) als Ursache für entsprechende Hautveränderungen infrage kommen.

Beim Mann kann der Penis mit- oder selten auch alleine von der Psoriasis betroffen sein. Die scharf begrenzten, geröteten Herde sind aber natürlich auch hier nicht ansteckend. Möglicherweise kann Geschlechtsverkehr aber schmerzhaft sein. Bei der Frau sind sehr selten die inneren Schamlippen von ähnlichen Erscheinungen befallen.

Besonders unangenehm und schmerzhaft sind die Auswirkungen der Psoriasis an den Fußsohlen. Sanfte Massagen mit einer Salbe oder Emulsion auf pflanzlicher Basis wirken beruhigend und schmerzlindernd.

17

Nagelveränderungen

Bei etwa der Hälfte aller Psoriasispatienten sind auch die Nägel von mehr oder weniger starken Veränderungen betroffen. Besonders häufig ist eine Nagelbeteiligung bei Psoriasis arthropathica (siehe Kapitel »Psoriasis und Gelenke«, Seite 62) zu beobachten. Auch ein Befall der Nagelumgebung ist nicht selten. In der Regel sind mehrere Nägel der Hände und Füße auf beiden Seiten gleichzeitig verändert.

Tüpfelnägel

Am häufigsten finden sich so genannte Tüpfelnägel. Kleine grübchenförmige Einsenkungen entstehen durch einzelne punktförmige Psoriasisherde in der Nagelplatte. Da die Hornschicht an diesen Stellen weicher ist, löst sie sich beim Voranwachsen des Nagels heraus und es bilden sich die charakteristischen Grübchen. Selten kommt es auch zu einem ausgedehnten Befall mit starken Veränderungen der Oberflächenstruktur des Nagels.

Ölfleck

Auch das Nagelbett kann von psoriatischen Veränderungen betroffen sein. Die Herde scheinen mit einem gelbbräunlichen Farbton durch die Nagelplatte hindurch und erinnern dadurch an Flecken, die durch ölige Lösungen verursacht werden; sie heißen deshalb auch Ölflecken. Ölflecken schieben sich mit dem weiterwachsenden Nagel nach vorne, bis sie den freien Nagelrand erreichen. Durch den unter dem Nagel liegenden Schuppenbelag wird der Nagel nach oben abgehoben. Dabei erscheint eine gelblich krümelige Substanz, die sich allmählich entleert oder mechanisch entfernt werden kann. So entsteht unter dem abgehobenen vorderen Nagelanteil ein Hohlraum, der den Nagel weißlich schimmern lässt. Bei größerer Ausdehnung kann es zur Ablösung des Nagels (Onycholyse) kommen. Sind Nagel und Nagelbett gleichzeitig erkrankt, werden die Nägel weitgehend zerstört, es entsteht nur noch krümelige Nagelsubstanz.

Ähnliche Nagelveränderungen wie bei Psoriasis können auch durch andere Erkrankungen verursacht werden, vor allem durch Pilzinfektionen oder Ekzeme. Bei psoriatischem Nagelbefall kann es zusätzlich zur Besiedelung mit Pilzen kommen. Deshalb ist bei entsprechendem Verdacht eine Abklärung erforderlich.

Die Behandlung von Nagelveränderungen gestaltet sich in der Regel recht schwierig, da die Stellen, von denen die Veränderungen ausgehen, mit örtlicher Therapie nur schwer zugänglich sind. Wirksam, allerdings ziemlich schmerzhaft, sind Unterspritzungen der Nägel mit Kortisonlösung. Eine gute und relativ neue Alternative bietet die Anwendung von Kalzipotriol.

Typische Verlaufsformen

Der Verlauf der Psoriasis vulgaris ist individuell sehr unterschiedlich und wohl abhängig von der unterschiedlich ausgeprägten inneren Veranlagung. Es gibt chronische Formen, bei denen die Herde über viele Jahre bestehen bleiben, ohne sich stärker zu verändern, und akute, die nach einer vorübergehenden Besserung schubweise immer wieder ausbrechen. Dazwischen können unterschiedlich lange Phasen völliger Erscheinungsfreiheit liegen. Im Wesentlichen kommen drei Verlaufsformen vor.

Häufig bei jüngeren Patienten

Die eruptiv exanthematische Form wird häufig durch (Streptokokken-) Infekte (siehe Seite 24) im Hals sowie im Nasen- und Ohrenbereich ausgelöst. Betroffen sind vor allem jüngere Patienten, in der Regel zwischen dem 10. und 30. Lebensjahr. Innerhalb weniger Wochen kommt es zum plötzlichen Auftreten vieler kleiner stecknadelkopf- bis erbsengroßer Herde. Sie sind meist über den ganzen Körper verteilt, ohne dass bestimmte Stellen bevorzugt werden. Neue Herde lassen sich leicht provozieren. Häufig besteht Juckreiz. Die Herde neigen dazu, sich von selbst wieder zurückzubilden. Es ist jedoch auch ein Übergang in die chronische Verlaufsform möglich.

> Streptokokken sind kugelförmige Bakterien. Mehrere Unterarten dieser Keime spielen beim Menschen als Verursacher zahlreicher Infektionskrankheiten, vor allem der Atemwege und des Rachens, eine bedeutende Rolle.

Lang andauernde Ekzeme

Die chronisch stationäre Form tritt am häufigsten auf. Es zeigen sich eher größere Herde in geringer Anzahl mit ausgeprägter, silbrig glänzender Schuppung; die Stellen sind deutlich über die Hautoberfläche erhaben. Die typischen Stellen wie behaarter Kopf, Ellbogen, Knie und Kreuzbeinbereich sind bevorzugt betroffen. Die Provozierbarkeit (siehe Seite 23ff.) ist sehr gering, der Juckreiz dagegen eher selten. Der Verlauf ist in der Regel langwierig, und es kommt selten zu einer spontanen Rückbildung. Durch entsprechende Provokation kann es auch häufig zu akuten Schüben kommen.

Gelblich nässende Krusten

Die Kennzeichen der exsudativen (feuchten) oder exsudativ entzündlichen Form sind stark entzündlich gerötete Herde, deren Oberfläche gelbliche, nässende oder krustenartige Auflagerungen aufweist, die durch Sekretflüssigkeit entstehen. Sie wird auch als Sonderform der eruptiv exanthematischen Psoriasis angesehen.

Bei Ganzkörperbefall mit Schuppenflechte oder bei der Psoriasis pustulosa sind meist auch die Blutwerte verändert, die Indikatoren für Entzündungsprozesse im Körper sind.

Sonderformen und ähnliche Erkrankungen

Ausbreitung über den ganzen Körper

Die psoriatische Erythrodermie gilt als besonders schwere Verlaufsform. Sie kommt bei etwa ein bis zwei Prozent aller Patienten vor, ist also sehr selten. Die gesamte Haut ist entzündlich gerötet und zeigt die für Psoriasis typische Schuppung, die manchmal jedoch feiner und lockerer ausfällt. Häufig besteht ein heftiger Juckreiz. Die Erkrankung wird oft von Fieber, Schwellungen der Lymphknoten und einer Beeinträchtigung des Allgemeinbefindens begleitet.

Die Erythrodermie kann spontan aus einer eruptiv exanthematischen oder einer chronisch stationären (gleichbleibenden) Psoriasis vulgaris hervorgehen. Sie kann aber auch durch eine zu intensive äußerliche Behandlung bzw. übermäßige Bestrahlung mit ultraviolettem Licht provoziert werden. Gelegentlich wird sie auch durch stark wirkende innerliche Medikamente bzw. durch deren Absetzen ausgelöst.

Der Name »Erythrodermie« kommt aus dem Griechischen von erythros = rot, derma = Haut. Zu einer Erythrodermie kann es auch im Zusammenhang mit anderen Erkrankungen wie Ekzemen, Arzneimittelunverträglichkeit oder Krebserkrankungen kommen. Deshalb sollte eine solche Veränderung immer durch einen Arzt abgeklärt und behandelt werden.

Pusteln, die nicht ansteckend sind

Bei der Psoriasis pustulosa entstehen bis zu drei Millimeter große gelbliche Pusteln, die nach einiger Zeit aufplatzen oder eintrocknen. Die Pustelbildung wird häufig durch Infektionen, hormonelle Umstellungen oder Medikamente ausgelöst. Auch Übergangsformen zwischen Psoriasis vulgaris und der Psoriasis pustulosa werden oft beobachtet.

Viele Pusteln am ganzen Körper

Das rasche Entstehen von vielen Pusteln auf entzündlich gerötetem Untergrund, die großflächig über den ganzen Körper verteilt sein können, nennt man Psoriasis pustulosa generalisata (Typ von Zumbusch). Häufig sind auch Handflächen und Fußsohlen sowie Schleimhäute (Mund, Rachen, Genitale) betroffen. Das Allgemeinbefinden der Patienten ist in der Regel durch Fieber, Abgeschlagenheit und ein allgemeines Krankheitsgefühl stark beeinträchtigt. Es kann zu Komplikationen wie Lungenentzündung oder Leberstoffwechselstörungen kommen. Deshalb ist eine ärztliche Behandlung oft in einer Klinik unbedingt erforderlich.

Pusteln an Händen und Füßen

Bei der Psoriasis pustulosa palmaris et plantaris (Typ Königsbeck-Barber) kommt es zu einem Befall meist beider Handflächen und Fußsohlen mit eitrigen Pusteln. Sie entstehen auf typischen Psoriasisherden oder treten gelegentlich auf vorher unveränderter Haut auf. Finger und Zehen bleiben oft frei. Die Pusteln trocknen allmählich ab und hinterlassen dabei bräunliche Schuppenkrusten. Neben den bereits eingetrockneten entstehen immer wieder neue Pusteln. Die Eiterbildung ist für die Patienten häufig sehr störend. Zusätzlich treten häufig schmerzhafte Hauteinrisse auf. Allgemeine Krankheitserscheinungen fehlen jedoch. Die Erkrankung verläuft in der Regel chronisch und dauert viele Jahre.

Es gibt Hinweise, dass diese Form der Psoriasis überdurchschnittlich häufig in Zusammenhang mit anderen Erkrankungen auftritt. Solche Erkrankungen sind: Schilddrüsenüber- oder Schilddrüsenunterfunktion, Diabetes mellitus (Zuckerkrankheit), chronische Infektionen (z. B. Mandelentzündung) und verschiedene entzündliche Erkrankungen der Knochen und Gelenke. Es ist anzunehmen, dass solche Krankheiten das Auftreten der Psoriasis immer wieder provozieren.

Die Behandlung gestaltet sich häufig sehr schwierig. Im Allgemeinen reicht eine äußerliche Therapie nicht aus, und es müssen Medikamente eingenommen werden. Insbesondere Retinoide in Kombination mit PUVA (siehe Seite 55) haben sich hier gut bewährt.

Eine Pustel ist eigentlich ein mit Eiter gefüllter Hohlraum. Pusteln entstehen häufig durch die Infektion mit Eiter bildenden Bakterien und enthalten neben weißen Blutkörperchen auch Erreger. Bei der Psoriasis pustulosa entstehen die Pusteln aber nicht aufgrund einer Infektion und enthalten deshalb keine Erreger. Man spricht deshalb auch von sterilen Pusteln.

Auch bei einer Pustelbildung an Handflächen und Fußsohlen können neben der Psoriasis noch andere Hauterkrankungen wie z. B. eine Pilzinfektion (Mykose) als Ursache infrage kommen.

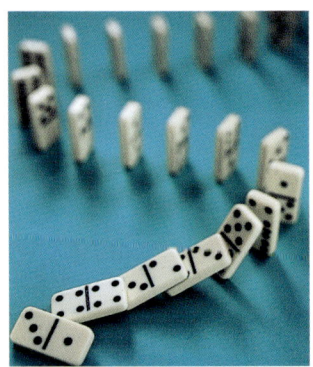

Der erste Ausbruch der Schuppenflechte ist häufig der Anfang einer langen Reihe von erneuten Schüben.

Auch wenn viele Provokationsfaktoren für die Psoriasis bekannt sind und immer wieder beobachtet werden, treffen sie nicht zwangsläufig auf jeden zu. Dass eine Psoriasis ausgelöst wird, ist immer auch von individuellen Voraussetzungen abhängig.

Auslöser der Schuppenflechte

Für die Entstehung der Schuppenflechte kann nicht eine einzige Ursache verantwortlich gemacht werden, sondern es müssen mehrere Faktoren zusammentreffen, damit die Erkrankung sich vorwiegend in Form von Hauterscheinungen bemerkbar macht. Man spricht deshalb von multifaktorieller Entstehung (multi = viel).

Ungeklärte Mechanismen

Damit es bei bestehender Veranlagung zu Krankheitserscheinungen kommt, müssen viele Elemente zusammenwirken, die der Arzt Provokationsfaktoren oder Trigger nennt. Wichtig ist, dass diese Provokationsfaktoren sowohl durch bestimmte Vorgänge im Körper (endogen) als auch durch äußere (exogene) Einflüsse entstehen können, und dass sie sowohl den ersten Ausbruch als auch erneute Schübe auslösen.

Viele der Betroffenen wissen oder lernen im Lauf ihrer Krankheitsgeschichte, welche Einflüsse bei ihnen einen Krankheitsschub auslösen. Die eigentliche Wirkungsweise dieser Provokationsmechanismen ist bisher ungeklärt, und es bleibt auch offen, warum manche Patienten auf bestimmte Provokationsfaktoren reagieren und andere nicht.

Häufige Auslöser der Psoriasis

▶ Stress und körperliche oder psychische Belastungen

▶ Infektionskrankheiten (z. B. Angina oder Scharlach)

▶ Verletzungen, Verbrennungen (auch Sonnenbrand), Operationen

▶ Alkohol und Medikamente

▶ Hormonelle Umstellung: Pubertät, Schwangerschaft, Wechseljahre

▶ Übergewicht

▶ Umweltfaktoren, z. B. Klimaveränderungen

Das Koebner-Phänomen

Viele Psoriasispatienten kennen das: Durch bestimmte äußerliche Reize der Haut, vor allem durch Reiben, scheuernde Kleidungsstücke, Impfungen oder andere mechanische Einflüsse, lassen sich an dieser Stelle auf der zuvor unveränderten Haut die typischen Hauterscheinungen der Schuppenflechte auslösen. Dieses für die Psoriasis und andere Hauterkrankungen charakteristische Phänomen heißt Koebner-Phänomen, isomorpher Reizeffekt oder experimentelle Auslösbarkeit. Im Allgemeinen dauert es 7 bis 14 Tage, bis die Veränderungen entstehen.

Jeder Patient reagiert unterschiedlich auf derartige Reize, und bei jedem Patienten kann sich die Reizbarkeit der Haut im Lauf der Zeit verändern. Diese Bereitschaft des Körpers, auf äußerliche Provokationen zu reagieren, wird auch als endogener Eruptionsdruck bezeichnet.

Das Koebner-Phänomen wurde erstmals 1872 von einem Arzt gleichen Namens beschrieben, der dieses Phänomen bei einem Patienten beobachtete, der von einem Pferd gebissen worden war.

Äußerliche Auslöser der Psoriasis

Äußerliche, auch exogen genannte Einflüsse können physikalischer oder chemischer Natur sein, und auch entzündliche Hautkrankheiten tragen zur Ausbildung der Schuppenflechte bei.

▶ Physikalische Einflüsse: mechanische Verletzungen oder Reizungen der Haut (z. B. Einstiche bei Injektionen oder Akupunktur, Tätowierungen, Bisse, Insektenstiche, Schürfwunden, Operationswunden und -narben, Kratzen, Reiben, Druck), Strahlen (UV-, Röntgenstrahlen), Verbrennungen (Sonnenbrand), Verbrühungen

▶ Chemische Einflüsse: hautschädigende Substanzen (z. B. Säuren, Laugen), die die Haut reizen oder toxisch (giftig) wirken

▶ Entzündliche Hauterkrankungen der obersten Hautschicht (Epidermis): z. B. Pilze oder Bakterien, Schweißfrieseln (Miliaria rubra), Röschenflechte (Pityriasis rosea), Gürtelrose (Herpes zoster), positive Reaktionen auf Allergietests oder allergisches Kontaktekzem

▶ Umweltfaktoren: kaltes Klima; dies wäre eine Erklärung für das häufigere Vorkommen in nördlichen Breiten

Innerliche Auslöser der Psoriasis

Auch durch zahlreiche innerlich wirkende (endogene) Faktoren kann eine Schuppenflechte ausgelöst oder verschlimmert werden.

▶ Infektionskrankheiten: Sie sind (besonders bei Kindern und Jugendlichen) häufig ein Auslöser für das erstmalige Auftreten der Schuppenflechte. Dabei sind vor allem solche Infektionen von Bedeutung, die durch bestimmte Bakterien – Streptokokken – verursacht werden. Insbesondere Infektionen der Atemwege bzw. des Rachenbereichs (Mandelentzündung, Scharlach, Angina oder Bronchitis) werden durch Streptokokken hervorgerufen. Bei Kindern kommt es gelegentlich auch nach Erkrankungen wie Windpocken, Masern oder Röteln zu einem Psoriasisschub. Auch durch eine Infektion mit dem HIV (Erreger der erworbenen Immunschwäche AIDS) und die daraus hervorgehenden Krankheitssymptome kann eine Psoriasis ausgelöst werden.

▶ Veränderungen im Hormonhaushalt, z.B. in der Pubertät, in der Schwangerschaft oder nach einer Entbindung.

Durch eine Schwangerschaft kann sich die Erkrankung bessern, aber auch verschlechtern. Das kann man im Einzelfall niemals vorhersagen. Hinsichtlich des Verlaufs der Schwangerschaft besteht jedoch durch die Psoriasis kein erhöhtes Risiko. Allerdings dürfen bestimmte Medikamente während der Schwangerschaft nicht angewendet werden.

Medikamente, die Psoriasis auslösen können

Wirkstoffgruppe	Anwendungsgebiet
Beta-Blocker (z. B. Atenolol, Propanolol, Metoprolol, Pindolol)	Herz-Kreislauf-Erkrankungen, z. B. Bluthochdruck
ACE-Hemmer (z. B. Captopril, Enalapril)	Herz-Kreislauf-Erkrankungen, z. B. Bluthochdruck
Chinidin	Herz-Kreislauf-Erkrankungen, z. B. Herzrhythmusstörungen
Chloroquin	Vorbeugung und Therapie der Malaria
Lithium	Psychische Erkrankungen
Interferone, Interleukine	Immuntherapie

▶ Medikamente: Die Anwendung bestimmter Medikamente kann eine Psoriasis auslösen. Bei den im Kasten aufgeführten Arzneimitteln wurden in zahlreichen Fällen Provokationen beobachtet. Darüber hinaus gibt es eine große Anzahl weiterer Wirkstoffe, bei denen nur in Einzelfällen ein Einfluss auf die Schuppenflechte beobachtet werden konnte.

Angaben darüber, ob und wie sie die Schuppenflechte beeinflussen, liegen z. B. für viele entzündungshemmende Schmerzmittel mit Wirkstoffen wie Ibuprofen, Diclofenac oder Phenylbutazon vor, doch diese Daten sind häufig widersprüchlich. Verbesserungen der Beschwerden werden bei Anwendung dieser Substanzen ebenso beschrieben wie Verschlechterungen. Deshalb ist es derzeit nicht möglich, endgültige Empfehlungen für den Umgang mit solchen Medikamenten zu geben. Hier besteht noch ein großer Forschungs- und Informationsbedarf, da gerade diese Substanzen insofern von Bedeutung sind, als sie zur Schmerzbehandlung eingesetzt werden, wenn die Psoriasis auch die Gelenke befällt.

▶ Stoffwechselbedingte Einflüsse: Vor allem bei Männern ist übermäßiger Alkoholgenuss als Provokationsfaktor bekannt. Die durch die Hautprobleme entstandenen psychischen Probleme können zu übermäßigem Alkoholgenuss verleiten und zu einem schwer zu durchbrechenden Teufelskreis führen. Auch die Lebensumstände mancher Alkoholiker, wie unregelmäßige und ungeordnete Lebensführung, Vernachlässigung, mangelnde Pflege und Behandlung bei bereits bestehender Psoriasis, spielen dabei eine Rolle. Auch ein ausgeprägter Kalziummangel (Hypokalzämie) kann einen Psoriasisschub auslösen. Eine Provokation wurde auch nach starker Gewichtszunahme oder ungewöhnlichen Diätformen beobachtet.

▶ Psychische Faktoren: Negativer Stress oder emotionale Belastungen (z. B. Prüfungen, Partnerschaftsprobleme, Tod eines Angehörigen, Probleme am Arbeitsplatz) können Schübe auslösen oder bestehende Hauterscheinungen verschlechtern. Sicherlich ist dabei auch von Bedeutung, dass Patienten in Stresssituationen sich selbst bzw. ihre Pflege und Behandlung vernachlässigen und damit ebenfalls den Krankheitsverlauf ungünstig beeinflussen.

Bereits die Einnahme von Beta-Blockern als Augentropfen zur Behandlung des grünen Stars (Glaukom) kann zur Provokation einer Psoriasis ausreichen!

Störungen des Immunsystems

Heute gilt es als gesichert, dass der Psoriasis eine Störung des Immunsystems zugrunde liegt. Man nimmt sogar an, dass es sich hier um eine Art Autoimmunerkrankung handeln könnte: Das Immunsystem verwechselt körpereigenes Gewebe mit Fremdkörpern und produziert Abwehrstoffe, also Antikörper, dagegen. Es gibt verschiedene Hinweise für eine immunologische Störung:

▶ Die Veränderungen in der Haut sind durch zahlreiche Botenstoffe, so genannte Zytokine, beeinflussbar. Solche Botenstoffe spielen auch bei Immunreaktionen eine bedeutende Rolle.

▶ Vererbbarkeit und eine deutliche Koppelung an HLA-Antigene (siehe Seite 6ff.) bestehen auch bei manchen Autoimmunkrankheiten.

▶ Einige Medikamente zur Abschwächung der Immunreaktion, die zur Behandlung von Autoimmunkrankheiten eingesetzt werden, sind ebenfalls gut zur Behandlung der Psoriasis geeignet. Diese Medikamente werden Immunsuppressiva genannt und verhindern z.B. das Abstoßen von Transplantaten.

▶ Ebenso wie bei Psoriasis tragen bei vielen bekannten Autoimmunerkrankungen Infektionen zur Auslösung eines Schubes bei.

> Beispiele für Autoimmunkrankheiten sind die so genannten Kollagenosen; dazu gehören systemischer Lupus erythematodes, Sklerodermie oder entzündliche Gefäß- und Gelenkerkrankungen, aber auch die Basedow-Krankheit der Schilddrüse.

Die Bedeutung von T-Zellen

Bei mikroskopischen Untersuchungen der typischen Hautveränderungen von Psoriatikern findet sich eine vermehrte Ansammlung von Zellen. Der Fachmann spricht in einem solchen Fall von Infiltrat. Insbesondere T-Zellen sind deutlich vermehrt. Sie sind eine Unterart der weißen Blutkörperchen, die im Immunsystem eine wichtige Rolle spielen, und heißen deshalb auch T-Lymphozyten. Auch bei der Entstehung der psoriatischen Hautveränderungen scheinen diese Zellen von zentraler Bedeutung zu sein. Vor allem konnte nachgewiesen werden, dass eine spezielle Gruppe dieser T-Lymphozyten Botenstoffe absondert, die die entzündlichen Veränderungen und das übermäßige Wachstum der Hornzellen (siehe Seite 14) verstärken.

Die Aktivierung der T-Zellen

Damit diese speziellen T-Lymphozyten aktiviert werden, müssen Eiweißbausteine (Antigene) der Keratinozyten in den psoriatischen Hautveränderungen mit den Lymphozyten reagieren. Das geschieht über bestimmte Strukturen (Antigenrezeptoren) an der Oberfläche der T-Zellen.

Dieser Zusammenhang erklärt wahrscheinlich auch, warum ein Streptokokkeninfekt einen erneuten Psoriasisschub auslösen kann. Man nimmt nämlich an, dass sich die Antigene der Keratinozyten und die Antigene der Streptokokken so sehr ähneln, dass das Immunsystem nicht mehr zwischen den beiden Formen unterscheiden kann.

Die Folge dieser Ähnlichkeit wäre dann, dass nach einem Streptokokkeninfekt überschüssige T-Lymphozyten, die eigentlich die Streptokokken bekämpfen sollten, die körpereigenen Zellen angreifen. Damit würde sich auch die Vermutung bestätigen, dass es sich bei der Schuppenflechte um eine Autoimmunkrankheit handelt, denn die Abwehrzellen des Körpers richten sich gegen die Keratinozyten, und das sind körpereigene Zellen, die ein funktionierendes Immunsystem auch als solche erkennt.

Psoriasis und andere Erkrankungen

Es gibt zahlreiche Vermutungen, dass Psoriasis besonders häufig zusammen mit anderen inneren Erkrankungen vorkommt. Das gilt vor allem für Stoffwechselerkrankungen (z. B. Gicht, Diabetes, Fettstoffwechselstörungen). Der Beweis für einen solchen Zusammenhang konnte allerdings bisher nicht erbracht werden. Es gibt allerdings Hinweise darauf, dass Menschen mit Fettleibigkeit (Adipositas), bei denen gleichzeitig eine Fettstoffwechselstörung (Hyperlipoproteinämie) besteht, häufiger an Schuppenflechte erkranken. Tatsache ist auch, dass während der beiden Weltkriege, als eine übermäßige Zufuhr von Kalorien und daraus resultierendes Übergewicht kaum vorkamen, wesentlich weniger Fälle von Psoriasis beobachtet wurden.

In der Dermatologie ist es üblich, zur Sicherung einer unklaren Diagnose eine kleine Probe aus der veränderten Haut zu entnehmen, um sie unter dem Mikroskop zu untersuchen. In vielen Fällen kann damit die Diagnose eindeutig gestellt werden. Bei der Psoriasis ist eine solche Untersuchung nur in seltenen, unklaren Fällen notwendig.

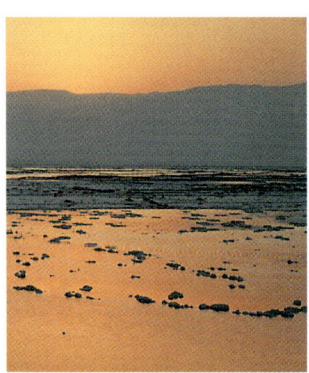

Eine der geläufigsten Therapieformen bei Schuppenflechte ist die Kur am Toten Meer.

Klassische und moderne Behandlung

Eine vollständige Heilung der Schuppenflechte ist bisher noch nicht möglich. Zwar können die Hauterscheinungen behandelt werden, nicht jedoch die erbliche Veranlagung, also die Disposition. In vielen Fällen kann allerdings eine Rückbildung der Hautveränderungen bis hin zur Erscheinungsfreiheit erreicht und die Beschwerdefreiheit über einen längeren Zeitraum hinweg erhalten werden. Rückfälle sind jedoch nie ganz auszuschließen.

Vielfältige Therapiemöglichkeiten

Die Therapie der Psoriasis ist sehr vielgestaltig. Das unterschiedliche Erscheinungsbild der Erkrankung erfordert eine individuelle Behandlung, die den Bedürfnissen des Patienten angepasst sein muss. Dabei müssen die Erkrankung selbst (Form, Ausdehnung, Lokalisation, Stadium), aber auch das Alter und der Allgemeinzustand des Patienten berücksichtigt werden. Deshalb ist eine bei einem Patienten wirksame Behandlungsmethode nicht unbedingt für einen anderen Patienten geeignet.

Klinikaufenthalt

In manchen Fällen ist eine stationäre Behandlung in der Klinik empfehlenswert. Dies trifft vor allem bei besonders schweren Ausprägungen der Krankheit zu, beispielsweise bei akutem Auftreten oder auch bei Symptomen, die den Allgemeinzustand des Patienten deutlich beeinträchtigen. Aber auch chronische, schwer zu behandelnde Formen sind durch eine Behandlung im Rahmen eines stationären Aufenthalts oft leichter zu beeinflussen.

Einige Behandlungsmethoden sind in der Klinik besser durchführbar, beispielsweise weil die – meist bei äußerlichen Anwendungen – verwendeten Wirkstoffe unangenehm riechen oder die Haut und die Wäsche verfärben.

Unterschiedliche Behandlungsmaßnahmen

Es gibt eine ganze Reihe von verschiedenen Maßnahmen und Wirkstoffen zur Behandlung der Schuppenflechte. Da die Ursache der Psoriasis jedoch bislang noch nicht bekannt ist, können mit solchen Behandlungen nicht die Wurzeln der Erkrankung, sondern nur die Krankheitssymptome bekämpft werden.

Ziel der Therapie ist es, das vermehrte Zellwachstum in der Epidermis, die entzündliche Reaktion und die Schuppenbildung zu vermindern. Dieses Behandlungsprinzip haben alle Methoden bzw. Wirkstoffe mehr oder weniger gemeinsam. Einige wirken zusätzlich durch Hemmung der immunologischen Reaktion.

Kombination ist sinnvoll

Für die Behandlung werden innerliche und äußerliche Maßnahmen eingesetzt. Zusätzlich stehen verschiedene physikalische Methoden zur Verfügung. Im Allgemeinen ist es sinnvoll, Therapieverfahren miteinander zu kombinieren, damit gleichzeitig mehrere an der Entstehung der Psoriasis beteiligte Faktoren beeinflusst werden können.

Sinnvolle Kombinationen tragen häufig auch dazu bei, dass die Dosis oder Intensität der einzelnen Methode so gering wie möglich gehalten werden kann und damit auch ihre Nebenwirkungen reduziert werden. Praktisch alle äußerlich anwendbaren Medikamente sind aufeinander abstimmbar, während die meisten einzunehmenden Arzneimittel nicht miteinander kombiniert werden können.

Ob eine äußerliche Behandlung ausreichend ist oder ob darüber hinaus zusätzlich eine systemische Therapie mit einzunehmenden Medikamenten nötig wird, hängt vom Ausdehnungsgrad und der Intensität der Psoriasis ab.

Die Behandlung sollte bei der akuten Erkrankung milder sein, um nicht wiederum als Auslösereiz zu wirken. Befindet sich das Krankheitsbild in einem chronischen Zustand, kann »aggressiver« vorgegangen werden.

Äußerliche Behandlung

Bei der äußerlichen Behandlung ist vor allem zu berücksichtigen, wo sich die Hautveränderungen befinden. Wichtig ist, ob es sich um eine akute (eruptiv exanthematische) oder chronische Form der Schuppenflechte handelt. Jede Behandlung beansprucht in der Regel mehrere Wochen. Die äußerliche Therapie wirkt aber im Allgemeinen schneller und ist normalerweise besser verträglich als eine innerliche. Nachfolgend werden die wichtigsten Wirkstoffe vorgestellt, die in der dermatologischen Praxis oder Klinik üblicherweise angewendet werden.

Schuppen ablösen

Die häufig dichte Schuppenauflagerung verhindert das Eindringen von Wirkstoffen zur Behandlung der Psoriasis. Deshalb müssen vor allem zu Beginn der Therapie die Schuppen durch entsprechende Maßnahmen entfernt werden.

Salizylsäure

Am besten eignet sich dazu Salizylsäure (Acidum salicylicum). Sie wird in der Regel in einer Konzentration von drei bis fünf Prozent in verschiedene Grundlagen (z. B. Vaseline, Olivenöl) eingearbeitet. An bestimmten Stellen mit besonders dicker Hornschicht wie Handflächen und Fußsohlen sind höher konzentrierte Zubereitungen mit einem 10- (bis maximal 20-) prozentigen Salizylsäureanteil erforderlich.
Viele Fertigpräparate oder Rezepturen zur Behandlung von Schuppenflechte enthalten ohnehin bereits Salizylsäure, so dass man auf ein vorheriges Abschuppen verzichten und gleich mit der eigentlichen Behandlung beginnen kann.

Entschuppen durch Bäder

Auch durch das Baden werden die Schuppen aufgeweicht und abgelöst. Das funktioniert in salzhaltigem Wasser wie Meerwasser oder Badewasser mit einem Zusatz von Kochsalz (fünf bis zehn Prozent) sogar noch besser.

Eine äußerliche Therapie wird lokal oder topisch (= örtlich) genannt. Das Abschuppen bezeichnet man auch als Keratolyse, eine abschuppende Eigenschaft als keratolytisch.

Bei großflächigem Auftragen von salizylsäurehaltigen Mitteln können größere Mengen über die Haut aufgenommen werden. Dies sollte vor allem bei Kindern vermieden werden.

Dithranol hemmt Wachstum und Vermehrung von Zellen

Dithranol, das bereits seit 1916 eingesetzt wird, ist ein klassisches Mittel zur Behandlung der Psoriasis. Es ist auch unter dem Namen »Cignolin« im Handel. Um das Dithranol vor rascher chemischer Veränderung (Oxidation) zu schützen, wird es in Kombination mit Salizylsäure angewendet.

Wirkungsweise

Dithranol hat eine zytostatische Wirkung, d.h., es hemmt das Wachstum und die Vermehrung der Zellen. Abhängig von der Dosierung führt es zu einer entzündlichen Reizung der Haut. Eine leichte Hautrötung ist als Zeichen für die Wirksamkeit erwünscht.

Anwendung

Dithranol wird üblicherweise in steigenden Konzentrationen aufgetragen. Dazu wird die in unterschiedliche Grundlagen (z.B. Salizylvaseline, Salizylzinkpaste) eingearbeitete Substanz ein- bis zweimal täglich auf die befallene Haut aufgetragen. Begonnen wird in der Regel mit einer Konzentration von 0,05 oder 0,1 Prozent. In kleinen Stufen wird die Konzentration dann bis auf maximal 4,0 Prozent gesteigert. Im ambulanten Bereich wird eine Kurzzeitbehandlung in höheren Konzentrationen (0,5 bis 3,0 Prozent) bevorzugt. Sie ist unter dem Namen »Minutentherapie« bekannt. Dabei wird die Substanz ein- bis zweimal täglich aufgetragen und nach einer Einwirkzeit von 10 bis 20 Minuten wieder abgewaschen. Diese Art der Anwendung führt weniger zu Reizungen der gesunden Haut. Für die Minutentherapie stehen spezielle Fertigpräparate als Salbe oder Stift (z.B. Psoralon MT®) zur Verfügung.

Nebenwirkungen und Nachteile

Nachteilig ist, dass Haut, Wäsche und Bettwäsche braun verfärbt werden. Um eine übermäßige Reizung, vor allem der umgebenden Haut, zu vermeiden, sollte die Behandlung regelmäßig durch einen Arzt kontrolliert werden. Deshalb ist die klassische Anwendung eher für die Klinik als für den ambulanten Bereich geeignet.

Die Kurzzeittherapie mit Cignolin ist auch zu Hause gut durchführbar. Gebräuchlich ist auch das so genannte on/off-Schema, bei dem der Wirkstoff nur etwa eine Minute auf der Haut bleibt und anschließend abgeduscht wird. Beim Auftragen von Cignolin empfiehlt es sich, Gummihandschuhe zu benutzen.

Durch Dithranol sind keine Gesundheitsschäden zu befürchten. Die Therapie mit dieser Substanz kann ohne Wirkverlust oft wiederholt werden.

Kombinationsbehandlung

Dithranol wird ambulant häufig auch im Wechsel mit Kortison eingesetzt. Dabei wird in der Regel morgens Kortison und abends Dithranol aufgetragen.

Auch eine Kombinationsbehandlung mit Teerölbädern und Fototherapie (siehe Seite 53) hat einen günstigen Effekt. Dabei erfolgt in der Regel unmittelbar nach dem (morgendlichen) Bad die Bestrahlung und anschließend die Anwendung von Dithranol. Bekannt ist in diesem Zusammenhang das so genannte Ingram-Therapieschema, bei dem das Dithranol in Salizylvaseline verdünnt eingesetzt wird. Beim Faber-Schema wird stattdessen Salizylzinkpaste verwendet.

Pflegehinweis

Ist die Haut nach der Behandlung mit einer bestimmten Konzentration sehr gereizt, muss die Therapie für kurze Zeit (ein bis drei Tage) unterbrochen werden, damit sie sich erholen kann. In der Zwischenzeit sollte sie gut eingefettet werden.

Gut wirksam, aber unangenehm im Geruch – Teer

Teere werden schon seit langer Zeit zur Behandlung verschiedener Hautkrankheiten eingesetzt. Zur Therapie der Psoriasis wird hauptsächlich Steinkohlenteer (Pix lithanthracis) verwendet.

Wirkungsweise

Die in Teerpräparaten enthaltenen Stoffe wirken entzündungshemmend, juckreizstillend und schuppenlösend. Ihre genaue Wirkungsweise bei der Schuppenflechte ist jedoch nicht vollständig bekannt.

Anwendung

Eine häufig verwendete Rezeptur mit Steinkohlenteer ist Liquor carbonis detergens (LCD), bei der der Steinkohlenteer in einer alkoholischen Seifenrindentinktur enthalten ist. Wegen der Nachteile (siehe Seite 33) werden Teerpräparate jedoch inzwischen nur noch selten und meist nur bei stationärem Aufenthalt angewendet.

Die Anwendung von Teer ist umstritten, da man einige seiner Inhaltsstoffe verdächtigt, Krebs auslösend zu wirken. Allerdings konnte bei Psoriasispatienten trotz langfristiger Teerbehandlung kein erhöhtes Vorkommen von Hautkrebs nachgewiesen werden. Dennoch wird von einer großflächigen Anwendung reiner Teerpräparate abgeraten.

Zur Bekämpfung der Schuppenbildung auf der Kopfhaut gibt es einige sehr gut wirksame Shampoos mit teerhaltigen Zusätzen, deren Geruch abgeschwächt ist. Sie haben sich nicht nur bei Schuppenbildung durch Psoriasis, sondern auch bei anderweitig verursachten Schuppen bewährt.

Nebenwirkungen und Nachteile

Teerpräparate haben einen unangenehmen Geruch und können die Haut und die Wäsche dunkel verfärben. Zudem steigert Teer die Lichtempfindlichkeit; deshalb sollte man sich nach der Anwendung von Teerpräparaten nicht der Sonne aussetzen.

Kombinationsbehandlung

Teer wird auch in Kombination mit einer Fototherapie (nach dem so genannten Goeckermann-Schema) eingesetzt. Er hat dabei den Effekt, dass die Empfindlichkeit der Haut gegenüber der UV-Strahlung erhöht ist und daher deren Wirkung verbessert wird.

Bäder mit teerhaltigen Zusätzen haben eine geringgradige Wirkung und werden vorwiegend mit künstlicher oder natürlicher UV-Bestrahlung kombiniert.

Geruchlose Alternative – Tioxolon

Das synthetisch hergestellte schwefelhaltige Präparat wirkt ähnlich wie Teer, hat jedoch den Vorteil, geruchlos zu sein. In niedrigen Konzentrationen (0,1 bis 0,5 Prozent) wirkt Tioxolon zusätzlich schuppenablösend, was man sich insbesondere bei der Anwendung am behaarten Kopf zunutze macht. Da die Substanz vor allem in höheren Konzentrationen (drei bis fünf Prozent) starke Hautreizungen hervorruft, sollte eine Behandlung nur unter regelmäßiger ärztlicher Kontrolle erfolgen. Künstliche UV-Strahlen können ebenso wie natürliche, also Sonnenstrahlen, die Wirkung von Tioxolon gefährlich verstärken. Deshalb ist eine UV-Bestrahlung während der Behandlung mit Tioxolon auf jeden Fall zu vermeiden. Die Anwendung der Substanz sollte zunächst auf zehn Tage begrenzt werden.

Teerhaltige Präparate dürfen nicht zur Behandlung feucht exsudativer und pustulöser Psoriasisformen eingesetzt werden.

Klassisch und unverzichtbar – Kortison

Kortison ist ein künstlich hergestellter Abkömmling des Kortisols, ein Hormon, das die Nebennierenrinde des Menschen produziert. Kortison wird auch als Glukokortikosteroid, Glukokortikoid oder Steroid bezeichnet. Für therapeutische Zwecke stehen zahlreiche Präparate in unterschiedlichen Wirkstärken zur Verfügung.

Wirkungsweise

Auf der Haut wirken Steroide vor allem entzündungshemmend. Deshalb werden sie insbesondere bei akuten Hautkrankheiten, beispielsweise Ekzemen, sowohl innerlich als auch äußerlich eingesetzt. Sie sind sehr hilfreich und aus einer modernen dermatologischen Therapie nicht mehr wegzudenken. Mehr zu Kortison und seinen Wirkungen und Nebenwirkungen können Sie auf Seite 44f. nachlesen.

Kortikoide bewirken im Allgemeinen eine sehr rasche Rückbildung der Psoriasisherde. Die Wirkung kann noch verstärkt werden, wenn die behandelten Stellen mit einer Plastikfolie abgedeckt werden; man nennt das Okklusivverband (okklusiv = verschlossen, abgedichtet). Ratsam ist eine Kombination mit anderen Verfahren (z. B. Fototherapie), die nach Absetzen des Kortisons fortgesetzt werden können. Grundsätzlich und insbesondere unter Okklusivverband sollte keine Langzeittherapie mit Kortison durchgeführt werden.

Anwendung

Zur äußerlichen Anwendung werden Steroide in zahlreichen Fertigpräparaten mit unterschiedlicher Wirkstärke und Konzentration angeboten. Sie sind in verschiedene Grundlagen eingearbeitet, die je nach Lokalisation und Zustand der Hautveränderungen einen zusätzlichen Effekt entfalten. Bei akuten Zuständen ist oft ein stark wirksames Präparat erforderlich. Nach Besserung empfiehlt sich der stufenweise Übergang (»Ausschleichen«) auf schwächere Wirkstoffe.

Für die Anwendung am behaarten Kopf stehen geeignete, gut abwaschbare Lösungen (z. B. Betnesol crinale®, Celestan V®, Dermatop®, Ecural®) zur Verfügung. Die Wirksamkeit wird noch verstärkt, wenn

Das Hormon Kortisol hat im Körper sehr vielfältige Wirkungen. U. a. steuert es den Mineralstoff- und Wasserhaushalt, erhöht den Blutzucker und hemmt Entzündungsprozesse. Sein synthetischer Verwandter ist Kortison. So vielfältig wie seine Wirkungen können auch seine Nebenwirkungen sein. Deshalb ist diese Substanz von vielen gefürchtet und – zu Unrecht – in Verruf geraten. Denn Kortison ist gerade bei akuten Hauterkrankungen sehr hilfreich.

Hautnebenwirkungen von Kortison

▶ Die so genannte Hautatro-
phie, d. h. das Schrumpfen
und Dünnerwerden der Haut
(»Pergamenthaut«)

▶ Hautblutungen (Purpura)

▶ Das Hervortreten kleiner
Gefäßerweiterungen (Tele-
angiektasien)

▶ Die Zunahme des Haar-
wachstums (Hypertrichose)

▶ Akneartige Erscheinungen
(Steroidakne)

▶ Streifen auf der Haut
(Striae distensae), ähnlich wie
die so genannten Schwanger-
schaftsstreifen

zusätzlich eine kortisonhaltige Creme aufgetragen wird und der Kopf –
am besten über Nacht – mit einer Folie oder einer Einmalduschhaube
abgedeckt wird. Am nächsten Morgen sollten die Wirkstoffe dann mit
einem zur Schuppenbehandlung geeigneten Shampoo (z. B. Anatel®,
Berniter®, Criniton®, desquaman®, Ellsurex®) abgewaschen werden.
In intertriginösen Räumen, also an Stellen, an denen Haut aufeinander liegt, herrschen besondere Bedingungen. Als Grundlage eignen
sich am besten Pasten. Hier und im Gesicht sollten niedrig dosierte,
schwach wirksame Glukokortikoide angewendet werden, da hier das
Atrophierisiko (siehe Seite 93) größer ist als an anderen Stellen. Wird
dies nicht beachtet, besteht die Gefahr einer Hautschädigung (siehe
Kasten oben). Außerdem werden geringe Mengen von Kortison in den
Organismus aufgenommen. Psoriatische Veränderungen an den Nägeln sprechen gut auf Steroide an. Besonders gut eignen sich Tinktu-
ren mit einem Zusatz von Salizylsäure, die unter den Nagel gebracht
werden und am besten unter einem Okklusivverband einwirken sollten. Die Behandlung ist allerdings langwierig und kann mehrere Wochen dauern. Gegebenenfalls ist eine Kombination mit Substanzen,
die gegen Pilze wirksam sind (Antimykotika), ratsam.

Die natürliche Kortisol-
produktion in der mensch-
lichen Nebennierenrinde
beträgt täglich 15 bis
40 Milligramm. Die Hor-
monausschüttung unter-
liegt einem bestimmten
Tagesrhythmus. Etwa
80 Prozent des Kortisols
gelangen in den frühen
Morgenstunden zwischen
vier und acht Uhr in den
Blutkreislauf.

Nebenwirkungen und Nachteile

Vor allem stark wirksame Steroide haben trotz guter Wirksamkeit auch
verschiedene Nachteile. So kommt es nach Absetzen der Präparate
häufig relativ schnell zu einem Rückfall. Im Anschluss an eine Korti-

sontherapie sind andere Maßnahmen und Substanzen oft weniger gut wirksam. Auch kann während der Therapie mit Kortison ein Gewöhnungseffekt eintreten, der zu nachlassender Wirksamkeit führt. Bei langfristiger und hoch dosierter Anwendung von Kortison kann es an den behandelten Stellen zu örtlich begrenzten Nebenwirkungen kommen. In den letzten Jahren wurden jedoch zunehmend Wirkstoffe entwickelt, die – bei guter Wirksamkeit – relativ nebenwirkungsarm sind, vor allem was das Dünnerwerden der Haut (Atrophie) betrifft. Am behaarten Kopf sowie an Handflächen und Fußsohlen kann die Behandlung mit Steroiden auch über längere Zeit erfolgen, denn hier sind so gut wie keine negativen Folgen zu beobachten.

Kombinationsbehandlung

Kombinationen mit anderen Wirkstoffen (z. B. Salizylsäure, Teerzusatz, Dithranol) sind sehr beliebt. Dabei werden die Steroide häufig über Nacht angewendet, die anderen Substanzen am Tag. Bei weniger akuten Zuständen ist auch eine mehrtägige Intervallbehandlung empfehlenswert, bei der das Kortison nur alle zwei oder drei Tage im Wechsel mit Pflegepräparaten angewendet wird. Damit lassen sich Gewöhnungseffekte und Nebenwirkungen weitgehend vermeiden.

> Nicht jedes Kortisonpräparat ist gleich: Synthetisch hergestellte Kortikoide haben – je nach Wirkstoff – eine bis zu 20-mal stärkere Wirkung als natürliches Kortisol. Deshalb ist u. a. die Wahl des Präparates entscheidend für die Wirksamkeit, aber auch für die Stärke der Nebenwirkungen.

> Die Bezeichnung »topisches Kortison« bedeutet, dass der Wirkstoff nur äußerlich auf der Haut angewendet und nicht eingenommen wird.

Präparate mit topischem Kortison

Wirkstärke	Wirkstoff (Beispiel)	Handelsname (Beispiel)
Schwach (Klasse I)	Hydrokortison Prednisolon Fluocortin	Hydrokortison Wolff/Dorsch Linola H Vaspit
Mäßig (Klasse II)	Triamcinolon Prednicarbat Mometason	Volon A, Volonimat Dermatop Ecural
Stark (Klasse III)	Betamethason Diflucortolon Methylprednisolon	Betnesol V, Celestan V Nerisona Advantan
Sehr stark (Klasse IV)	Clobetasol Diflucortolon	Dermoxin Nerisona forte

Vitamin D3 fördert die Reifung der Zellen

Das Kalzipotriol ist ein synthetisch hergestellter Abkömmling des Vitamin D3 und erst seit Anfang der neunziger Jahre als Arzneimittel zugelassen. Ähnliche Substanzen befinden sich noch im Prüfstadium.

Wirkungsweise

Kalzipotriol hemmt das übermäßige Zellwachstum in der Oberhaut und fördert zusätzlich die notwendige Reifung der Zellen. Damit bewirkt diese Substanz eine deutliche Abnahme der Schuppenbildung und Rötung der Herde. Zusätzlich hat der Wirkstoff einen Einfluss auf immunologische Vorgänge.

Anwendung

Kalzipotriol ist zur Behandlung leichter bis mittelschwerer, insbesondere auch chronischer Formen der Psoriasis geeignet. Nagelveränderungen lassen sich damit positiv beeinflussen. Der Wirkstoff lässt sich mit anderen Verfahren wie Fototherapie oder innerlicher Behandlung kombinieren, kann aber mit gutem Erfolg auch alleine eingesetzt werden. Er wird in einer Konzentration von 0,05 Milligramm pro Gramm Salbengrundlage zweimal täglich aufgetragen. Der sichtbare Erfolg bis hin zur vollständigen Rückbildung der Herde stellt sich nach etwa einem Monat ein.

Vitamin D3 ist an der Regulation des Kalzium- und Phosphorstoffwechsels im Körper entscheidend beteiligt und schützt vor Osteoporose, also dem Abbau der Knochensubstanz.

Nebenwirkungen und Nachteile

Kalzipotriol ist ausgezeichnet verträglich. Bei ordnungsgemäßer Anwendung wurden bisher kaum Nebenwirkungen beobachtet. Eine Überdosierung kann zu einer Erhöhung des Kalziumspiegels im Blut führen, daher sind bei dauerhafter bzw. großflächiger Anwendung regelmäßige Kontrollen des Kalziumspiegels empfehlenswert. Gelegentlich kann es an den behandelten Stellen zu Rötung, Brennen und Juckreiz kommen, was jedoch meist vorübergehend und nicht schwer wiegend ist. Notfalls sollte die Behandlung kurzzeitig unterbrochen und mit anderen Wirkstoffen weitergeführt werden. Während der Schwangerschaft sollte die Substanz nicht angewendet werden.

Mahonia aquifolium Urtinktur pflegt die Haut

Dieser aus Rindenbestandteilen hergestellte Wirkstoff ist aus der Homöopathie bekannt und wird, in eine Salbengrundlage eingearbeitet, unter dem Handelsnamen Rubisan® angeboten. Die Salbe ist zur Anwendung bei leichten bis mittelschweren Formen, zur unterstützenden Behandlung zwischen Schüben oder zur Hautpflege im erscheinungsfreien Intervall geeignet. Da sie in der Regel sehr gut vertragen wird, kann sie auch langfristig angewendet werden. Die Salbengrundlage wirkt zusätzlich pflegend.

Salbengrundlagen für die äußerliche Anwendung

Auch wenn für die äußerliche Behandlung zahlreiche Fertigpräparate verfügbar sind, bevorzugen manche Hautärzte so genannte Individualrezepturen, nach denen in der Apotheke die angegebenen Inhaltsstoffe in einer Salbengrundlage zusammengemischt werden. Auf diese Weise kann die Konzentration der Wirkstoffe und die gewünschte Grundlage optimal zusammengestellt und auf die Bedürfnisse des Patienten abgestimmt werden.

Alle äußerlich anzuwendenden Wirkstoffe werden in Grundlagen eingebettet, damit sie ihre Wirkung optimal entfalten können. Allein die richtige Auswahl dieser Grundlage ist für den Erfolg einer Behandlung von großer Bedeutung. Sie muss auf den jeweiligen Hautzustand und die Bedürfnisse des Patienten abgestimmt werden. Diese können sich im Verlauf einer Behandlung ändern. Auch für die Pflege, besonders bei empfindlicher Haut, ist die Wahl der richtigen Grundlage wichtig. Die Grundlage, in die ein Wirkstoff eingearbeitet ist, spielt für dessen Aufnahme in die Haut eine bedeutende Rolle. Aber auch der Zustand der Haut (Trockenheit, Entzündung etc.) ist von Bedeutung für die Auswahl der Grundlage. Im akuten Stadium einer Hauterkrankung muss deshalb eine andere Zubereitung gewählt werden als bei chronischen Veränderungen. Auch die jeweilige Körperstelle muss besonders berücksichtigt werden (z.B. Stellen, an denen die Haut besonders dünn ist oder Haut auf Haut liegt).

Es werden drei Grundlagenformen (Phasen) unterschieden, aus denen sich alle übrigen Grundlagen zusammensetzen:

▶ Wässrige Lösungen
▶ Puder
▶ Fett bzw. Öl

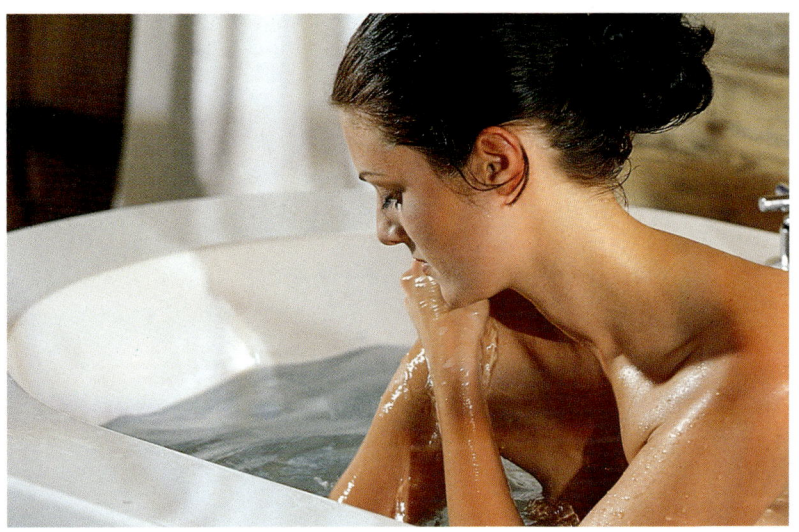

Zu den wirksamsten Formen der äußerlichen Anwendung bei Schuppenflechte zählen Bäder, denen z. B. eine wässrige Lösung oder pflanzliche Öle zugefügt werden.

Wässrige Lösungen

Wässrige oder hydrophile (= wasserlösliche) Grundlagen können neben (speziell gereinigtem) Wasser Alkohole oder organische Lösungsmittel in unterschiedlicher Zusammensetzung enthalten. Je nach Alkoholanteil verdunsten sie unterschiedlich schnell auf der Haut. Wässrige Lösungen werden für Umschläge (auch in Kombination mit Salben oder pflanzlichen Ölen), Bäder und zum Auftragen auf die Haut verwendet.

Puder

Puder ist eine pulverförmige Arzneimittelform, die sich aus unterschiedlichen Stoffen zusammensetzen kann. Meist sind es mineralische Puder, die beispielsweise Zink (Zinkpräparate wirken sich positiv auf Gewebe- und Haarwachstum aus und eignen sich auch zum Abdecken von Wunden) oder Magnesium (bzw. Talkum, das häufig Bestandteil von Pudern ist) enthalten. Puder eignen sich vor allem dazu, Feuchtigkeit aufzusaugen. Sie wirken zudem auch noch kühlend und austrocknend auf die entzündete Haut.

Jeder auf die Haut aufgebrachte Wirkstoff bleibt nicht nur auf der Hautoberfläche, sondern wird auch in tiefere Schichten aufgenommen. Diese Resorption ist von zahlreichen Faktoren abhängig. Das Ausmaß der Resorption ist oft entscheidend für die Wirksamkeit, die Verträglichkeit, aber auch für die Nebenwirkungen einer Substanz.

Fette und Öle

Fettige oder lipophile (= fettlösliche) Grundlagen dienen als Bestandteil von Salben und Emulsionen. Sie können pflanzlicher (z.B. Olivenöl, Mandelöl, Leinöl), tierischer (z.B. Wollwachs), mineralischer (z.B. Vaseline, Paraffin) Herkunft oder synthetisch hergestellt sein. Öle werden zur Einfettung der Haut (z.B. als Ölbad), zur Entfernung von Rückständen (z.B. Kosmetika), zum Erweichen von Krusten oder Schuppen und besonders bei Kindern zur Behandlung von leichten Entzündungen verwendet.

Emulsionen

Emulsionen sind Mischungen aus Fett oder Öl und Wasser. Entsprechend den jeweiligen Anteilen ergeben sich beliebige Abstufungen von dünnflüssigen Lotionen bis zu fetten Salben.

▶ Salbe ist eine Wasser-in-Öl(W/O)-Emulsion. Sie enthält als Hauptbestandteil Öl und wenig Wasser, d.h., die Wassertröpfchen sind von Öl umgeben. Damit wird die Haut von einer Fettschicht überzogen, die mit Wasser nicht abwaschbar ist. Beispiel für eine W/O-Emulsion ist die Butter.

▶ Die Grundlage von Cremes oder Lotionen ist die Öl-in-Wasser (O/W)-Emulsion. Sie enthält wenig Öl; Wasser ist ihr Hauptbestandteil; die Öltröpfchen sind also von Wasser umgeben. Diese Emulsion ist weniger fettend, zieht leicht ein und lässt sich gut mit Wasser abwaschen. Sie eignet sich zur Hautpflege, da sie neben dem Fett auch reichlich Feuchtigkeit enthält. Beispiel für eine O/W-Emulsion ist die Milch.

Pasten

Pasten sind Salben, in die pulverförmige Bestandteile (Puder) in unterschiedlichem Verhältnis eingearbeitet sind. Sie wirken kühlend, entzündungshemmend und trocknend und stellen einen guten Hautschutz dar.

Achten Sie nicht nur bei Medikamenten, sondern auch bei Pflegepräparaten auf die Inhaltsstoffe. Diese müssen auf der Verpackung angegeben sein.

Schüttelmixturen

Sie bestehen aus einer wässrigen Lösung, in der feste Stoffe verteilt sind. Man nennt sie auch Suspensionen, Lotionen oder flüssige Puder. Da sich die beiden Phasen immer wieder trennen, müssen diese Zubereitungen vor Gebrauch geschüttelt werden, wie schon ihr Name sagt. Schüttelmixturen wirken kühlend, austrocknend und entzündungshemmend.

Gele

Gele bestehen aus einer Flüssigkeit und verschiedenen Gerüst- und Quellstoffen. Man unterscheidet im Wesentlichen zwischen Hydrogel (mit wässriger Lösung) und Lipogel (mit fettartiger Flüssigkeit). Sie wirken vor allem kühlend.

Unterstützung der Therapie und Pflege der Haut

Im Folgenden werden einige Wirkstoffe vorgestellt, die die gezielte Behandlung der Psoriasis zwar unterstützen können, selbst aber keine spezifische Wirkung gegen die Erkrankung entfalten. Sie dienen daher in erster Linie zur unterstützenden Begleitbehandlung einer spezifischen Psoriasistherapie, aber auch zur Pflege und Vorbeugung in erscheinungsfreien Zeiten.

Harnstoff (Urea pura)

Harnstoff (gelegentlich auch als Karbamid bezeichnet) ist ein Produkt des Eiweißstoffwechsels. Er kommt im menschlichen Körper sowie in der Haut vor und wird über die Nieren und die Blase ausgeschieden. Deshalb lassen sich im Urin größere Mengen Harnstoff nachweisen. Zur pharmazeutischen Nutzung wird Harnstoff synthetisch hergestellt.

Zur Behandlung verschiedener Hauterkrankungen wird gelegentlich auch – überwiegend synthetisch hergestellte – Gerbsäure (Tannin) eingesetzt. Sie hat eine günstige Wirkung bei entzündlichen Veränderungen und bei Juckreiz. Sie wirkt stark adstringierend, d. h., die oberste Hautschicht wird durch ihre Anwendung gegerbt.

Wirkstoffe zur Therapieunterstützung

Die nebenstehende Tabelle liefert einen Überblick über die wertvollsten Wirkstoffe zur Therapieunterstützung und Pflege der empfindlichen bzw. durch Psoriasis angegriffenen Haut.

▶ Allantoin ist wie Harnstoff ein Produkt des Eiweißstoffwechsels. Da aus Allantoin Harnstoff abgespalten wird, ist in allantoinhaltigen Präparaten dieser der eigentliche Wirkstoff.

▶ Magnesium ist in hoher Konzentration im Wasser des Toten Meeres enthalten und gilt als einer der wirksamsten Bestandteile dieser natürlichen Solelösung (siehe Seite 54). Seine entzündungshemmende Wirkung konnte auch experimentell bestätigt werden und lässt sich vor allem in Kombination mit natürlicher oder künstlicher UV-Strahlung nutzen, deren Effekt durch das Magnesium deutlich verstärkt wird. Zu diesem Zweck ist eine Creme (Wogederm®) verfügbar, die 25 Prozent Magnesium enthält.

▶ Milchsäure (Acidum lacticum) kommt im menschlichen Körper als Endprodukt des Glukosestoffwechsels vor. Wie Harnstoff ist auch sie in der Hornschicht der Haut vorhanden. In höheren Konzentrationen wirkt sie keratolytisch (hornhautablösend).

▶ Panthenol (Panthotensäure) ist in vielen Präparaten zur Wundheilung enthalten, da es die Gewebeneubildung und Heilung fördert.

▶ Farbstoffe werden am häufigsten in wässrigen Lösungen verwendet. Bewährt haben sich Methylenblau, Fuchsin (z. B. in Solutio castellani), Gentianaviolett oder Pyoktanin. Diese Farbstoffe wirken gegen Bakterien und Pilze und werden besonders an intertriginösen Stellen (Hautfalten) angewendet. Sie wirken entzündungshemmend, juckreizlindernd und gerbend. Nachteilig ist die starke Färbung, die sie an Haut und Wäsche hervorrufen. Deshalb sind diese Stoffe im ambulanten Bereich wenig beliebt.

▶ Polidocanol (Thesit®) stillt bei äußerlicher Anwendung Schmerzen und Juckreiz. Die Substanz ist einigen Salbengrundlagen oder Ölbädern zugesetzt.

▶ Zink wirkt gewebezusammenziehend (adstringierend) und leicht desinfizierend. Es dient außerdem als Grundstoff für Puder und ist in zahlreichen Zubereitungsformen (Zinkpaste, Lotion) enthalten.

Harnstoff hat die Fähigkeit, Feuchtigkeit bzw. Wasser in den oberen Hautschichten zu binden. Damit wird das Austrocknen der Haut verhindert und trockene Haut weitestgehend normalisiert. Deshalb wird Harnstoff in Konzentrationen von zwei bis zehn Prozent vor allem zur Behandlung und Pflege von sehr trockener Haut eingesetzt. Im Allgemeinen ist zur Pflege eine Konzentration von drei bis fünf Prozent Harnstoff ausreichend.

Bei Psoriasispatienten ist der Harnstoffgehalt der Haut bis zu 40 Prozent geringer als bei Gesunden. Deshalb ist die Anwendung von Harnstoffpräparaten hier besonders empfehlenswert. Harnstoff fördert auch das Eindringen anderer Wirkstoffe in die Haut.

In höheren Konzentrationen wirkt Harnstoff, ähnlich wie Salizylsäure, hornhautauflösend (keratolytisch). Bei der Behandlung von akuten, entzündlichen Veränderungen kann es jedoch zu Hautreizungen kommen. Harnstoff ist in zahlreichen medizinischen Präparaten zur Hautpflege enthalten. Er ist im Allgemeinen sehr gut verträglich, Nebenwirkungen sind nicht bekannt.

Medikamente zum Einnehmen

In schwereren Fällen von Psoriasis reicht unter Umständen eine äußerliche Therapie alleine nicht mehr aus. Dann müssen zusätzlich Medikamente von innen her wirken.

Alle diese Substanzen sind verschreibungspflichtig und müssen von einem Arzt verordnet werden. Dabei sollten Sie die Anweisungen des Arztes genau beachten und nicht selbstständig Dosierungen ändern oder das Präparat ohne Rücksprache absetzen. Denn auch das kann gerade bei der Psoriasis ungünstige Folgen wie einen plötzlichen Rückfall oder akute Verschlechterung haben.

Bei der innerlichen Behandlung ist immer zu berücksichtigen, dass das Medikament nicht nur auf die betroffenen Körperstellen einwirkt, sondern auf sämtliche anderen Körperregionen und Organe, und deshalb dort auch entsprechende unerwünschte Nebenwirkungen verursachen kann.

Die innerliche Verabreichung von Medikamenten wird auch als systemisch bezeichnet. Dabei unterscheidet man zwischen der (per-)oralen Anwendung – das Medikament wird geschluckt – und der parenteralen Anwendung, bei der ein Heilmittel in der Regel gespritzt wird.

Kortison bekämpft die Entzündung

Neben der bereits beschriebenen äußerlichen Anwendung (siehe Seite 34) kommt Kortison auch für die innerliche Therapie der Schuppenflechte infrage.

Wirkungsweise

Glukokortikoide wirken auf verschiedene Gewebetypen und Zellen (z. B. weiße Blutkörperchen = Leukozyten) wachstums- und entzündungshemmend. Sie schwächen oder unterdrücken außerdem Reaktionen des Immunsystems. Diese Eigenschaften wirken sich in vielfältiger Weise auf verschiedene Bereiche und Organsysteme im Körper aus. Kortison wirkt sehr schnell, das Krankheitsbild verbessert sich sofort dramatisch. Es ist jedoch ein tückisches Medikament mit vielen Nebenwirkungen. Es darf nie ohne Anweisung des Arztes eingenommen werden.

Anwendung

Steroide sind im Allgemeinen sehr gut wirksam. Zur effektiven Behandlung der Psoriasis sind relativ hohe Dosen erforderlich. Bei langfristiger Anwendung kann es bei diesen Dosierungen zu vielfältigen Nebenwirkungen kommen. Deshalb werden einzunehmende Kortisonpräparate im Gegensatz zu topischen (äußerlich anzuwendenden) mit großer Zurückhaltung verschrieben. Nur in schweren Fällen von Erythrodermie, generalisierter Psoriasis mit Pusteln oder schwerer Psoriasis arthropathica, bei denen andere innerliche Wirkstoffe oder eine Fotochemotherapie versagen, ist die Einnahme von Kortikoiden angezeigt. Gelegentlich werden kortisonhaltige Präparate als niedrig dosierte Behandlung kurzfristig auch eingesetzt, um einen Schub abzufangen oder die Zeit bis zum Wirkungseintritt einer anderen Therapie zu überbrücken. Leider wirken Steroide oft nur, solange das Präparat eingenommen wird. Nach ihrem Absetzen kommt es in den meisten Fällen innerhalb kurzer Zeit zu einem Rückfall und manchmal sogar zu einer Verschlimmerung. Solche wieder auftretenden Hauterscheinungen sind oft nur schwer zu behandeln.

Bei einer länger dauernden systemischen Therapie mit Kortison sollte das Medikament nicht plötzlich abgesetzt werden. Verträglicher ist es, die Dosierung allmählich zu reduzieren. Man nennt dieses Vorgehen Ausschleichen.

Nebenwirkungen von Kortison

▶ Störungen des Glukose-
stoffwechsels mit Erhöhung
des Blutzuckers (Glukose)

▶ Entstehen von Osteo-
porose (Schwund des Knochen-
gewebes)

▶ Bei Kindern Wachstums-
hemmung

▶ Störungen des Fettstoff-
wechsels mit abnormer
Verteilung des Körperfetts
(so genannte Stammfettsucht,
rundes Vollmondgesicht)

▶ Störungen des Wasser-
und Mineralstoffhaushalts,
die u. a. Blutdrucksteigerung
oder Ödeme (Wassereinla-
gerung ins Gewebe) zur Folge
haben können

▶ Geschwächte Abwehr
gegen Infektionen, verzögerte
Wundheilung

▶ Erhöhtes Risiko für
Magen- oder Darmgeschwüre

▶ Erhöhtes Risiko für eine
Thrombose

Gegenanzeigen

Bei folgenden Erkrankungen sollte Kortison über längere Zeit nicht bzw. nur in Ausnahmefällen eingenommen werden: Magen-Darm-Geschwüre, Osteoporose, grüner Star (Glaukom), Diabetes mellitus, Bluthochdruck sowie bei Infektionen mit Herpesviren. In schweren Fällen muss der Arzt jedoch im Einzelfall den möglichen Nutzen gegen das Risiko abwägen.

Methotrexat (MTX) hemmt das Zellwachstum

Methotrexat ist ein Zytostatikum. So bezeichnet man Substanzen, die das Zellwachstum hemmen. Zytostatisch wirksame Arzneimittel werden hauptsächlich zur Behandlung von Krebserkrankungen eingesetzt, da sie das Wachstum und die Vermehrung von Krebszellen blockieren. Auch bei der Schuppenflechte konnte eine Hemmung des übermäßigen Zellwachstums durch Zytostatika nachgewiesen werden. Über die Wirkung auf die Entzündung ist allerdings nur wenig bekannt. Wie beim Kortison kommt es aber auch nach dem Absetzen von Methotrexat sehr häufig zu Rückfällen.

Die hier genannten Neben-
wirkungen von Kortison
können nur bei hoch do-
sierter und lang dauernder
innerlicher Anwendung
auftreten, keinesfalls
jedoch sind sie bei äußerlicher Verabreichung zu
befürchten.

Die Behandlung mit Zytostatika kommt daher nur in besonders schweren Fällen (Erythrodermie, generalisierte Psoriasis mit Pusteln oder schwere Psoriasis arthropathica) infrage – oder, wenn andere Maßnahmen versagt haben.

Anwendung

MTX kann in Form von Tabletten eingenommen werden. In der Regel wird es nicht kontinuierlich, sondern als so genannte Stoßtherapie einmal wöchentlich verabreicht. Die Dosis kann als Einmalgabe oder auf mehrere Teildosen verteilt in mehrstündigen Abständen genommen werden. Im Allgemeinen versucht man, die Substanz niedrig zu dosieren, um die Nebenwirkungen so gering wie möglich zu halten. Bei niedrigen Dosierungen werden die Hauterscheinungen zwar gebessert, sie heilen aber nicht immer vollständig ab.

Nachteile und Nebenwirkungen

Nebenwirkungen sind häufig von der Dosierung abhängig. Sie sind sehr vielfältig und machen es erforderlich, dass während der Therapie regelmäßige Kontrolluntersuchungen durchgeführt werden. Vor allem die Laborwerte zur Überwachung des Blutbildes sowie der Leber- und Nierenfunktion sollten mindestens alle vier Wochen überprüft werden. Auch eine Röntgenuntersuchung der Lunge zu Beginn der Behandlung und dann etwa alle zwei Jahre ist ratsam. Um einen Leber(zell)schaden frühzeitig zu erkennen, wird bei lang andauernder Therapie und hoher Dosierung empfohlen, eine Gewebeprobe der Leber (Leberbiopsie) durchzuführen. Während der Behandlung muss auf Alkohol verzichtet werden. Gefährlich kann auch die gleichzeitige Einnahme bestimmter Rheumamedikamente, Antibiotika oder der Pille sein.

Gegenanzeigen

MTX darf bei Kindern, bei Patienten mit Leber- und Nierenerkrankungen, chronischen Infektionskrankheiten (auch HIV-Infektionen), Blutarmut (Anämie), Immunmangelzuständen, Magen- und Darmgeschwüren, Alkoholismus sowie bei Kinderwunsch und während Schwangerschaft und Stillzeit nicht angewendet werden.

Methotrexat ist vor allem in den USA von großer Bedeutung für die Psoriasistherapie. Es kann das Krankheitsbild vieler Patienten deutlich verbessern, jedoch müssen die Empfehlungen für die Therapie genau beachtet werden.

Neben MTX gibt es noch zwei weitere zytostatische Substanzen, die allerdings selten bei Psoriasis eingesetzt werden und weniger gut wirksam sind. Es sind Hydroxyharnstoff und Azathioprin. Aufgrund geringer Erfahrungen und schlechterer Wirksamkeit spielen diese Substanzen kaum eine Rolle.

Wirkstoff aus einem Pilz – Ciclosporin A

Ciclosporin A ist das Stoffwechselprodukt bestimmter Pilze und erst seit den siebziger Jahren bekannt. Es wirkt hauptsächlich immunsuppressiv, d. h., es unterdrückt Reaktionen des Immunsystems. Ciclosporin A hat vor allem der Transplantationsmedizin zu einem gewaltigen Fortschritt verholfen. Ohne diese Substanz würden viele Transplantate abgestoßen und eine Menge Transplantationen wären gar nicht möglich. Seit Anfang der achtziger Jahre wird Ciclosporin A auch bei Psoriasis eingesetzt. Bei der Behandlung von schweren oder schwierig zu behandelnden Fällen wie Psoriasis pustulosa, aber auch bei Gelenk- und Nagelbefall hat es sich gut bewährt.

Anwendung

Ciclosporin kann in Form von Kapseln (am besten während des Essens) eingenommen werden. Die Anwendung erfolgt phasenweise. Zur Dosis und Dauer der Anwendung gibt es genau festgelegte Therapierichtlinien, die immer wieder aktualisiert werden und vom behandelnden Arzt zu beachten sind. Im Allgemeinen wird die Therapie über mehrere Wochen mit höherer Dosierung begonnen und dann mit reduzierter Dosis fortgesetzt. Da eine deutliche Besserung manchmal erst nach zwei bis drei Monaten eintritt, sollte die Behandlungsdauer mindestens zehn Wochen betragen. Die Einnahme sollte nicht plötzlich abgebrochen werden, sondern durch eine allmähliche Reduzierung der Dosis ausgeschlichen werden. Nach vollständigem Absetzen der Therapie dauert es meist einige Wochen, bis sich das Bild möglicherweise langsam wieder verschlechtert. Dramatische Verschlimmerungen wie bei der systemischen Kortisontherapie treten nicht auf.

Unverträglichkeiten und Nebenwirkungen

Ciclosporin A kann Funktionsstörungen der Nieren hervorrufen, die weitere Folgen nach sich ziehen können, z.B. Bluthochdruck und krankhafte Veränderungen von Laborwerten (z.B. Anstieg von Kreatinin, Kalium und Harnsäure). Andere Nebenwirkungen sind Magen-Darm-Beschwerden, Zittern, Zahnfleischwucherungen und vermehrtes

> Es wurden verschiedene Versuche unternommen, Immunsuppressiva auch für eine äußerliche Anwendung zur Verfügung zu stellen. Bei Ciclosporin A gelang dies nicht.

Haarwachstum. Das Risiko, an einem Tumor zu erkranken, ist geringfügig erhöht. Die Haut sollte nicht übermäßig der Sonne ausgesetzt werden. Laborwerte geben frühzeitig Hinweise auf mögliche Veränderungen und sollten aufgrund der genannten Risiken regelmäßig, zunächst im Abstand von zwei Wochen, später monatlich kontrolliert werden.

Gegenanzeigen

Ciclosporin A darf nicht angewendet werden bei Funktionsstörungen der Nieren und der Leber, schwer einstellbarem Bluthochdruck, Tumorerkrankungen, Infektionskrankheiten, Immundefekten, Drogen- oder Alkoholabhängigkeit, während Schwangerschaft und Stillzeit. Die Substanz sollte nicht gegeben werden, wenn gleichzeitig eine Fototherapie durchgeführt wird oder ähnlich wirkende Medikamente (Immunsuppressiva, Substanzen mit gleichen oder ähnlichen Nebenwirkungen) eingenommen werden.

Vitamin-A-Säure (Tretinoin), der erste Vitamin-A-Abkömmling, wird in der Dermatologie vor allem äußerlich zur Behandlung der Akne eingesetzt. Tretinoin zeichnet sich in erster Linie durch eine ausgeprägte Schälwirkung aus.

Acitretin beeinflusst Wachstum und Reifung der Zellen

Acitretin (Neotigason®) ist ein synthetisch hergestellter Vitamin-A-Abkömmling (Retinoid). Schon seit langem ist bekannt, dass Vitamin A das Wachstum und die Reifung von Hautzellen beeinflusst. Deshalb werden Retinoide zur Behandlung zahlreicher Hautkrankheiten eingesetzt. Früher wurde der Wirkstoff Etretinat (Tigason®) verwendet, der durch das besser verträgliche Acitretin ersetzt wurde.

Acitretin wirkt gut bei Hauterscheinungen der Psoriasis. Es hemmt das gesteigerte Zellwachstum sowie die entzündliche Reaktion und eignet sich zur Kombination mit anderen Methoden, insbesondere bei ausgeprägter Psoriasis vulgaris, Erythrodermie und pustulösen Formen.

Anwendung

Die Dosierung ist in den ersten zwei bis vier Wochen der Therapie etwas höher und wird dann auf ein Minimum reduziert. Eine deutliche Besserung tritt oft erst nach zwei bis drei Monaten ein. Eine langfristige Behandlung wird nicht empfohlen.

Nebenwirkungen und Gegenanzeigen

Acitretin wirkt fruchtschädigend. Deshalb dürfen Frauen im gebärfähigen Alter diese Substanz grundsätzlich nicht nehmen. Wird es in Ausnahmefällen doch verordnet, muss eine Schwangerschaft vorher ausgeschlossen sein und noch zwei Jahre nach Einnahme dieser Substanz eine wirksame Empfängnisverhütung betrieben werden.

Andere Nebenwirkungen sind von der Dosierung abhängig, gut behandelbar und verschwinden in der Regel nach Absetzen des Medikamentes wieder. Sie können allerdings sehr vielfältig sein. Häufig trocknen die Schleimhäute aus; dies äußert sich in trockenen Lippen und Mundtrockenheit, trockener Nasenschleimhaut (häufiges Nasenbluten) und Augentrockenheit (fehlende Tränenflüssigkeit, Unverträglichkeit von Kontaktlinsen). Ferner kann es zu Haarausfall, Rötungen der Handflächen und Anpassungsschwierigkeiten der Augen an Hell und Dunkel kommen. Auch eine Erhöhung der Blutfettwerte (Triglyzeride, Cholesterin) sowie der Leberenzyme wird gelegentlich beobachtet. Vor allem nach einer Langzeittherapie besteht die Gefahr von Knochenwachstumsstörungen und -veränderungen. Kinder und Jugendliche sollten aus diesem Grund nur mit Einschränkungen mit Retinoiden behandelt werden. Andere Nebenwirkungen wie beispielsweise Übelkeit, Kopfschmerzen, Schwindel oder Blutbildveränderungen sind eher selten.

Die wichtigen Laborwerte wie Blutfette und Leberwerte sollten zu Beginn und während der Behandlung zunächst nach einem Monat, dann alle drei Monate regelmäßig kontrolliert werden.

Kombinationsbehandlung

Acitretin lässt sich gut kombinieren mit anderen Verfahren wie Fototherapie (PUVA oder UVB, Seite 51ff.), denn dadurch kann die Anzahl der Bestrahlungen vermindert und die Dauer bis zur Abheilung der Herde verkürzt werden. Solche Kombinationen bezeichnet man kurz auch als Re-PUVA oder Re-SUP (Re = Retinoid). Aber auch andere Kombinationen, z.B. mit dem Ingram- oder Goeckermann-Schema (siehe Seite 32f.), sind geeignet. Haben sich die Herde zurückgebildet, sollte auf eine weitere Therapie mit Acitretin verzichtet werden.

Lediglich zur Behandlung von Herden im Gesicht wird in sehr geringer Konzentration gelegentlich auch Vitamin-A-Säure (z. B. Eudyna, Epi-Aberel) verwendet. Es wirkt allerdings häufig hautreizend und sollte nur mit Vorsicht eingesetzt werden.

Fumarsäure benötigt Geduld

Fumarsäure ist ein Stoffwechselprodukt des menschlichen Körpers, das im so genannten Zitronensäurezyklus entsteht, aber auch in bestimmten Pflanzen vorkommt. In einigen wissenschaftlichen Untersuchungen konnte die Psoriasis von chemischen Verbindungen der Fumarsäure, den Fumarsäureestern, günstig beeinflusst werden.

In der Regel ist hier jedoch viel Geduld erforderlich. Es kann oft vier bis fünf Wochen dauern, bis diese Substanz ihre Wirkung entfaltet und ein Erfolg der Behandlung bemerkbar ist. Deshalb sind diese Präparate nur für eine langfristige Behandlung bzw. bei schweren Verlaufsformen geeignet und sollten erst dann angewendet werden, wenn äußerliche Behandlung oder Lichttherapie versagt haben.

Die breite klinische Anwendung von Fumarsäure bzw. deren Abkömmlingen befindet sich erst in der Anfangsphase. Bisher gibt es nur wenig gesicherte Daten über Wirkungsweise und Verträglichkeit, vor allem in Hinblick auf einen langfristigen Einsatz. An Nebenwirkungen wurden vor allem Hautrötungen (Flush), Magen-Darm-Beschwerden, Durchfälle, Übelkeit und Müdigkeit beschrieben. Auch im Rahmen dieser Therapieform sind Laborkontrollen von Blutbild, Leber- und Nierenwerten wichtig.

Der Wirkmechanismus der Fumarsäure ist noch unklar. Wegen der Nebenwirkungen sollte bei diesem Medikament das Nutzen-Risiko-Verhältnis sorgfältig abgewogen werden.

Andere Medikamente zum Einnehmen

Bei einer Reihe von anderen innerlich anzuwendenden Wirkstoffen wurde gelegentlich ein Behandlungserfolg beobachtet, obwohl keine spezifische Wirkung bei der Psoriasis bekannt ist. Dazu gehören einige Antibiotika, Goldpräparate, Mittel zur Entzündungshemmung (Antiphlogistika), zur hormonellen Empfängnisverhütung (Kontrazeptiva, »Pille«) und Psychopharmaka (Sedativa). Berichte über deren günstige Wirkung beruhen meist auf Einzelfällen und nicht auf Daten wissenschaftlich kontrollierter Untersuchungen. Deshalb ist die Anwendung solcher Arzneimittel unter Fachleuten umstritten. Eine positive Auswirkung auf den Verlauf der Psoriasis scheint Fischöl zu haben (siehe Seite 58).

Physikalische Behandlungsmöglichkeiten

Schon seit langer Zeit kennt man bei der Psoriasis die günstige Wirkung ultravioletter (UV-)Strahlung, die einem Anteil des Sonnenlichts entspricht. Diesen Effekt macht man sich bei der Klimatherapie und auch durch Verwendung künstlich erzeugter UV-Strahlung zunutze. Die genaue Wirkungsweise der UV-Strahlen ist allerdings noch nicht bekannt.

Klimatherapie – die Natur nutzen

Unter Klimatherapie versteht man die Kombination von Bädern mit ultravioletter Bestrahlung, wobei die Dosis der UV-Strahlung üblicherweise langsam gesteigert wird. Ursprünglich war damit das Baden in Meerwasser (Thalassotherapie) und die Bestrahlung mit natürlichem Sonnenlicht (Heliotherapie) gemeint. Am Meer sowie im Hochgebirge ist die Sonneneinstrahlung besonders intensiv. In den letzten Jahren wird aber immer stärker versucht, diese Verhältnisse auch künstlich zu schaffen.

Die ultraviolette Strahlung entspricht einem unsichtbaren Anteil von etwa sechs Prozent der Sonnenstrahlung. Lichtstrahlung wird physikalisch durch Wellenlängen charakterisiert und in Nanometer (nm) angegeben, das entspricht 10^{-9} Meter. Die UV-Strahlung besteht aus drei Anteilen: UV-A (320 bis 400 nm), UV-B (280 bis 320 nm) und UV-C (100 bis 280 nm).

Es muss nicht immer das Tote Meer sein. Auch ein Urlaub an einem Mittelmeerstrand kann schon günstige Auswirkungen auf die von der Schuppenflechte strapazierte Haut haben.

Klimatherapie am Toten Meer

Leider bleibt auch das Tote Meer von der allgemeinen Belastung der Umwelt nicht verschont. Da es keinen Abfluss besitzt und Mikroorganismen für den biologischen Abbau von Schadstoffen wegen des hohen Salzgehalts dort nicht existieren können, nimmt die Verunreinigung bedrohlich zu.

Besonders bekannt für ihre heilende Wirkung auf die Psoriasis ist die Klimatherapie am Toten Meer in Israel. Die positive Wirkung beruht auf mehreren Faktoren: Das Wasser des Toten Meeres hat einen besonders hohen Salzgehalt (ungefähr 28 Prozent). Neben Kochsalz (Natriumchlorid) enthält es viele andere Mineralstoffe wie Magnesium, Kalium, Kalzium und Brom, die ebenfalls eine günstige Wirkung auf die erkrankte Haut haben. Von entscheidender Bedeutung ist auch die ungewöhnliche geografische Lage des Toten Meeres. Es liegt etwa 390 Meter unter dem Meeresspiegel. In dieser Höhe wirkt die Sonneneinstrahlung auf ganz besondere Weise.

Eine Kur dauert etwa vier bis sechs Wochen. Die Erfolge einer solchen Klimatherapie sind überwiegend sehr gut. Allerdings kann es auch hier nach einiger Zeit wieder zu Rückfällen kommen. Eine Kurbehandlung am Toten Meer hat aber auch verschiedene Nachteile: Die weite Anreise und der lange Hotelaufenthalt sind mit relativ hohen Kosten verbunden, die von den Krankenkassen nicht immer erstattet werden. Zudem stellen die ungewohnt heißen Temperaturen in dieser Region insbesondere für ältere Menschen eine zusätzliche Belastung dar.

Nicht nur der hohe Salz- und Nährstoffgehalt des Toten Meers, sondern auch der damit verbundene Urlaub in entspannter Atmosphäre kann bei Psoriasispatienten Wunder wirken.

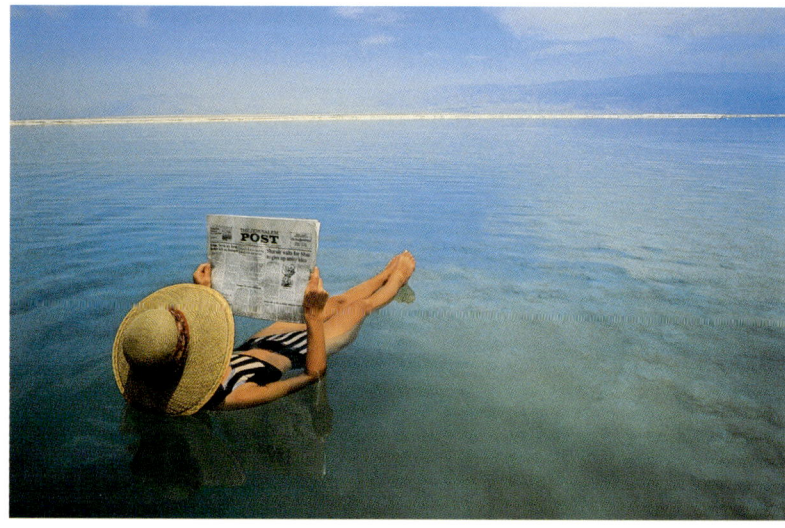

Künstliche UV- oder Fototherapie

Unter Fototherapie versteht man hier die Bestrahlung mit den sehr kurzwelligen und energiereichen UV-B-Strahlen (304 bis 314 Nanometer). UV-B-Strahlen regen die Melanozyten der Oberhaut an und führen so u.a. auch zur langsamen Bräunung der Haut. Wahrscheinlich beeinflusst UV-B-Strahlung immunologische Vorgänge in der Haut und wirkt hemmend auf die zu aktive Zellteilung bei Psoriasis. Die Fototherapie wird alleine oder in Kombination mit Dithranol, Teer oder Kalzipotriol eingesetzt. Moderne UV-Bestrahlungsgeräte ermöglichen es, ganz bestimmte UV-B-Strahlen zu produzieren, und eignen sich zur selektiven UV-Fototherapie (SUP). So kann die Bestrahlung an die Bedürfnisse jedes einzelnen Patienten angepasst werden.

Die Dauer der einzelnen Bestrahlungen wird individuell an die Hautreaktion jedes Patienten angepasst und allmählich gesteigert. Sie richtet sich danach, wie schnell auf der noch nicht an die Strahlung gewöhnten Haut eine Rötung (Erythem) entsteht. Die dazu erforderliche Strahlendosis wird auch als minimale Erythemdosis (abgekürzt MED) bezeichnet. Anfangs sollte möglichst täglich bestrahlt werden; im weiteren Verlauf bzw. bei Rückbildung der Hautveränderungen kann die Häufigkeit reduziert werden, bis bei einer einmal wöchentlichen Bestrahlung keine Verschlechterung mehr eintritt. Eine Dauertherapie sollte jedoch nur in Ausnahmefällen erfolgen.

Nebenwirkungen

Alle Arten von Fototherapie werden in der Regel gut vertragen. Nebenwirkungen sind lediglich durch die UV-Bestrahlung zu erwarten. Vor allem eine Überdosierung der Strahlung muss vermieden werden. Beachten Sie genau die Anweisungen Ihres Arztes. Teilen Sie ihm auch sofort ungewöhnliche Reaktionen wie Hautreizung, Rötung, Brennen, Juckreiz etc. mit. In jedem Fall sind die Augen durch eine geeignete Brille zu schützen. Sofern die Therapie durch den Arzt regelmäßig überwacht wird, sind Bestrahlungen auch zu Hause mit Ganz- oder Teilkörpergeräten durchführbar. Eine Kostenerstattung durch die Krankenkassen ist unter bestimmten Voraussetzungen möglich.

Bei einigen (etwa fünf Prozent) der Psoriasispatienten kommt es auch zu einer Verschlechterung, wenn sie sich der Sonne aussetzen. Deshalb ist es in seltenen Fällen nicht ausgeschlossen, dass sich das Krankheitsbild unter einer Fototherapie verschlimmert. In einem solchen Fall ist sofort der behandelnde Arzt zu verständigen.

Für die Bestrahlung der Nägel gibt es mittlerweile Ultraviolett-Hochintensiv-Punktstrahler, für den behaarten Kopf »UV-Kämme« (siehe Seite 56f.).

Foto-Sole-Therapie

Die kombinierte Therapie von Hauterkrankungen, bestehend aus Bädern im Toten Meer und anschließender Sonnenbestrahlung, war bereits in der Antike bekannt. Die Wirksamkeit dieser Behandlung ist durch die Zusammensetzung des Toten-Meer-Wassers sowie durch die besonderen geografischen und klimatischen Verhältnisse der dortigen Region bedingt. In den letzten Jahren wird nach Möglichkeiten gesucht, den Patienten diese Therapiebedingungen ganzjährig in der Klinik oder Praxis zur Verfügung zu stellen. Deshalb gewinnt die künstliche Foto-Sole-Therapie oder Balneo-Fototherapie (lat. balneum = Bad) zunehmend an Bedeutung und ist mittlerweile zu einer Standardbehandlung in vielen Fachkliniken geworden.

Unter Sole versteht man eine Lösung mit einem Salzgehalt von mindestens 1,5 Prozent. Eine Sättigung ist mit etwa 26 Prozent erreicht. Das Wasser des Toten Meeres enthält etwa 30 Prozent gelöste Bestandteile. Bei der Zusammensetzung einer Solelösung ist jedoch nicht nur der Kochsalzanteil, sondern auch der Gehalt an weiteren Mineralstoffen von Bedeutung. Ursprünglich wurde für die Therapie aus dem Toten Meer gewonnenes Salz (Abkürzung: Tomesa) verwendet. Von einigen Herstellern werden mittlerweile synthetische Solelösungen angeboten, deren Zusammensetzung dem Toten-Meer-Salz entspricht.

Wirkungsweise

Das Baden in Solelösung wirkt reinigend und – je nach Konzentration – auch desinfizierend und entzündungshemmend. Zudem wird die (verdickte) Hornschicht aufgeweicht und abgelöst (Keratolyse). Durch eine Gewebeentquellung werden entzündungsfördernde Botenstoffe ausgewaschen. Ferner kommt es zu einer Hemmung des verstärkten Zellwachstums. Durch Wassertropfen und Kristallbildung des Salzes wird die UV-Strahlung zusätzlich verstärkt.

Anwendung

Bei der Foto-Sole-Therapie badet der Patient zunächst in einer Solelösung und wird anschließend bestrahlt. Mit einer Bade- und Bestrah-

---

Bislang ist in Deutschland nur ein Solepräparat (Psori-Sal®) als Arzneimittel zugelassen. Es entspricht in seiner Zusammensetzung dem Wasser des Toten Meeres.

Sole enthält außer Kochsalz sehr viel Magnesium sowie Kalzium, Strontium, Sulfat, Kalium, Lithium und Natriumkarbonat.

lungsanlage ist diese Behandlung auch problemlos in einer entsprechend eingerichteten Hautarztpraxis oder Klinik durchführbar. Dadurch vermindert sich der zeitliche Aufwand und die Belastung für den Patienten. Empfohlen werden drei bis fünf Bäder pro Woche in der Anfangsphase und nach Besserung ein bis zwei Anwendungen wöchentlich (Badedauer etwa 15 Minuten). Die Foto-Sole-Therapie wird im Allgemeinen sehr gut vertragen.

Fotochemotherapie (PUVA)

UV-A-Strahlung alleine hat bei Psoriasis nur eine relativ schwache Wirkung. Der Bestrahlungseffekt lässt sich jedoch durch Anwendung von Psoralen steigern, einem Wirkstoff, der die Strahlenempfindlichkeit der Haut erhöht (Licht- oder Fotosensibilisierung). Diese Kombination wird auch als PUVA-Therapie (Psoralen + UV-A) bezeichnet. Die Strahlung bewirkt in Abhängigkeit von ihrer Intensität eine Reizung der Haut, die als fototoxische Reaktion bezeichnet wird. Dadurch wird das überschießende Zellwachstum gehemmt. Zusätzlich wird vermutlich auch die Aktivität des Immunsystems verringert.

Psoralen, genauer 8-Methoxypsoralen (8-MOP, auch Ammoidin genannt), ist als Lösung oder in Tablettenform unter dem Handelsnamen Meladinine® erhältlich. Es kann sowohl eingenommen als auch äußerlich aufgetragen werden.

Die äußerliche Anwendung setzt sich in letzter Zeit immer mehr durch, weil sie deutlich weniger Nebenwirkungen hat.

Sensibilisierung der Haut

8-MOP kann als alkoholische Lösung oder in Form einer Salbe direkt auf die befallene Haut aufgetragen werden. Etwa eine Stunde später sollte die Bestrahlung erfolgen. Der Vorteil dieser Methode liegt darin, dass nur die kranke, nicht aber die gesunde Haut sensibilisiert wird. Auch die Bestrahlungszeit ist relativ kurz. Allerdings ist die Reaktion der Haut nur schwer vorauszusehen, so dass es nicht selten zu übermäßiger Reizung mit Blasenbildung oder späteren Pigmentstörungen kommt. Deshalb wird diese Therapieform kaum noch angewendet.

Wichtig: Patienten, die früher mit Arsen behandelt worden sind, dürfen keine PUVA/Fototherapie erhalten! Sollten Sie zu den Patienten gehören, die noch Arsen bekommen haben, müssen Sie dies unbedingt Ihrem Arzt mitteilen, falls er Sie nicht danach fragt.

PUVA-Badetherapie

Sehr gute Erfahrungen hat man mit der Methode gemacht, 8-MOP in sehr niedriger Konzentration dem Badewasser zuzusetzen. Teil- (Hand-, Fuß-) oder Ganzkörperbäder sind möglich. Die Bestrahlung erfolgt nach einer Badezeit von 20 Minuten.

Sensibilisierung durch Tabletten

Bei der so genannten systemischen Fotochemotherapie wird 8-MOP in Tablettenform eingenommen, und zwei Stunden später erfolgt die Bestrahlung. Die Behandlung sollte zu Beginn etwa dreimal wöchentlich erfolgen, bis die Krankheitsherde gut abgeheilt sind. Es schließt sich eine Erhaltungstherapie in Abständen von ein bis drei Wochen an, um den Therapieerfolg zu stabilisieren. Bei dieser Methode ist die Dosis gut steuerbar und die Anwendung der Substanz unproblematisch. Die Behandlungserfolge sind gut. Allerdings wird dabei die gesamte, also auch die gesunde Haut empfindlicher. Die langfristige und wiederholte Einwirkung von UV-A-Strahlung fördert die Hautalterung und die vorzeitige Faltenbildung. Auch das Risiko, (später) an Hautkrebs zu erkranken, ist bei lang dauernder Therapie erhöht. Da die Augen (Horn- und Netzhaut) infolge der Lichtsensibilisierung durch die Bestrahlung geschädigt werden können, muss während der Bestrahlung eine UV-Schutzbrille getragen werden. Aber auch noch 24 Stunden nach der Einnahme von 8-MOP muss auf einen wirksamen Sonnenschutz geachtet werden. Bei Überdosierung sind Hautreizungen bis hin zu sonnenbrandähnlichen Reaktionen möglich. Gelegentlich kommt es während der Behandlung auch zu Juckreiz. Die lange Anwendung von 8-MOP kann zu Unverträglichkeit führen, meist Übelkeit und Erbrechen. Da bei längerer Anwendung eine Leberschädigung nicht auszuschließen ist, müssen die Leberwerte im Blut kontrolliert werden.

> Obwohl Sonnenbestrahlung in der Regel einen günstigen Effekt auf die Hauterscheinungen hat und UV-Strahlung deshalb auch als Therapie eingesetzt wird, kann es doch bei einzelnen Patienten unter UV-Bestrahlung auch zu einer Verschlechterung kommen.

Anwendung von UV-Licht am behaarten Kopf

Am behaarten Kopf wird die Anwendung von UV-Strahlung durch dichtes und langes Haar erschwert, da die Strahlen hier kaum durchdringen können. Speziell zur Behandlung der behaarten Kopfhaut wurde daher ein Spezialkamm, auch Psoriasiskamm genannt, entwickelt. Er besteht aus einem kammartigen Teil, der mit einer UV-Lichtquelle verbunden ist. Durch sehr langsames Kämmen bzw. wiederholtes Ziehen von Scheiteln während der Bestrahlung und Bewegen des Gerätes über die befallenen Stellen der Kopfhaut werden diese freigelegt und können so von den Strahlen erfasst werden. Wichtig ist, dass alle befallenen Stellen etwa gleich lange bestrahlt werden.

In der Regel wird mehrere Wochen lang täglich bestrahlt, wobei die Dauer von etwa fünf Minuten zu Beginn allmählich auf etwa 20 Minuten gesteigert wird. Psoriasiskämme werden von mehreren Herstellern angeboten.

Neue Therapieansätze

Insbesondere im Rahmen von wissenschaftlichen Studien werden eine Reihe weiterer Medikamente zur Behandlung der Psoriasis eingesetzt bzw. erprobt, bei denen die Wirksamkeit noch nicht eindeutig erwiesen ist. Voraussetzung für die Zulassung eines Arzneimittels ist die nachgewiesene Wirksamkeit und Verträglichkeit einer Substanz. Deshalb muss jeder Wirkstoff eine lange Serie von Untersuchungen durchlaufen, bis er erstmals am Menschen getestet wird, und es dauert viele Jahre, bis er schließlich als Arzneimittel in der Apotheke erhältlich ist.

Die meisten der nachfolgend genannten Stoffe befinden sich noch im Stadium der Erprobung oder warten auf ihre Zulassung und sind noch nicht allgemein verfügbar. Deshalb wird hier nur kurz darauf eingegangen.

▶ Hydrokolloidverbände: Die Behandlung einzelner, sehr hartnäckiger Psoriasisherde mit so genannten hydrokolloidalen Folien oder Verbänden hat sich in mehreren Untersuchungen als erfolgreich erwiesen. Diese Verbände werden auf den befallenen Herden befestigt bzw. aufgeklebt und verbleiben dort mehrere Tage bis zu einer Woche. Durch ihren die Haut abschließenden Effekt (Okklusion) hemmen sie auch

Bei langfristig notwendiger Behandlung müssen die Kosten für einen Psoriasiskamm von den Krankenkassen übernommen werden.

langfristig das übermäßige Zellwachstum in der Haut. Ferner gibt es Hinweise auf eine sehr günstige Heilwirkung in Kombination mit Kortison.

▶ Fischöle: Der wohl entscheidende Wirkstoff der aus Lebertran gewonnenen Fischöle ist die Omega-3-Fettsäure, eine ungesättigte Fettsäure (Produkt des Arachidonsäurestoffwechsels). Sie wirkt im Wesentlichen entzündungshemmend. Auch hier fehlen entsprechende Daten noch weitgehend. Es gibt einige Studien, die von guten Erfolgen sprechen. Die Substanz muss in Form von Kapseln langfristig in sehr hoher Dosierung eingenommen werden. Dieses Präparat ist gut für eine Kombination mit (fast allen) anderen Verfahren geeignet. Damit hat es eher einen unterstützenden Effekt.

Relativ neu ist die mögliche äußerliche Anwendung von Omega-3-Fettsäure, beispielsweise als hochkonzentrierte Lachsölsalbe. Sie scheint als unterstützende Maßnahme vor allem bei der Psoriasis an Hand- und Fußflächen geeignet zu sein.

▶ Weihrauch: Dieser aus Indien stammende Pflanzenextrakt verhindert die Entstehung von entzündungsfördernden Botenstoffen im Arachidonsäurestoffwechsel. In der Schweiz und in Indien sind Weihrauchtabletten als Arzneimittel zugelassen. Die bisherigen Erfahrungen bei der Schuppenflechte sind überwiegend gut.

▶ Tazarotene: Dabei handelt es sich um ein so genanntes Retinoid, einen Abkömmling der Vitamin-A-Säure. Es wird als Gel äußerlich angewendet und wirkt gegen die Entzündung und das übermäßige Zellwachstum in der Haut bei Psoriasis.

▶ Tacalcitol: ist wie Kalzipotriol (siehe Seite 34) ein Vitamin-D3-Abkömmling, der sich in einigen Untersuchungen in der äußerlichen Anwendung als gut wirksam erwiesen hat.

▶ Tacrolimus (FK506): hat eine ähnliche Wirkungsweise wie Ciclosporin A. Da die Substanz jedoch erst in den achtziger Jahren entdeckt wurde, liegen noch nicht sehr viele Erfahrungen zur Anwendung bei Hauterkrankungen vor. Erste Untersuchungsergebnisse sind jedoch viel versprechend. Neben der innerlichen Einnahme scheint insbesondere eine äußerliche Anwendungsform wirksam zu sein, mit der sich Nebenwirkungen deutlich vermindern lassen.

Omega-3-Fettsäuren sind natürlicherweise in Seefisch (vor allem Hering, Makrele, Lachs, Sardine) enthalten. Auch wenn die über die Nahrung aufgenommenen Mengen wahrscheinlich nicht ausreichen, um eine therapeutische Wirkung zu erreichen, so ist der Verzehr von Fisch durchaus empfehlenswert.

Homöopathische Mittel und Naturheilverfahren

Aus der großen Fülle der angebotenen Arzneimittel und Verfahren aus dem alternativmedizinischen Bereich können hier nur einige Beispiele genannt werden. Die meisten von ihnen wirken eher unspezifisch, indem sie den Organismus allgemein »umstimmen« oder Selbstheilungskräfte aktivieren. Manche sind auch von der Schulmedizin weitgehend anerkannt, viele jedoch umstritten.

Das liegt insbesondere daran, dass eine Wirksamkeit dieser Mittel wissenschaftlich nicht eindeutig erwiesen ist, wie es die Schulmedizin fordert. Dennoch kann ein Mittel im Einzelfall durchaus wirksam sein und die spezifische Behandlung der Psoriasis auf sinnvolle Weise unterstützen. Vorsicht ist allerdings in allen akuten Fällen geboten oder wenn ein Mittel auch nach längerer Anwendung nicht die erwartete Wirkung zeigt, damit andere effektive Maßnahmen nicht verzögert oder sogar verhindert werden. Auch die Kombination von alternativen oder begleitenden Maßnahmen mit schulmedizinischen Behandlungsmethoden ist manchmal sicherlich sinnvoll.

In Absprache mit dem Arzt

In jedem Fall sollten Sie die Anwendung alternativer Heilverfahren immer mit dem behandelnden Hautarzt absprechen. Bedenken Sie, dass diese weniger bei akuten Schüben oder schwerem Krankheitsbild der Psoriasis, sondern eher bei leichten bis mittelschweren Formen oder zur Langzeittherapie bei chronischen Fällen geeignet sind. Denn die meisten Methoden wirken eher bei langfristiger und regelmäßiger Anwendung und erfordern viel Geduld vonseiten des Patienten. Manchmal tritt zunächst erst einmal eine Verschlimmerung des Krankheitsbildes ein, bevor sich der Zustand dann bessert.

Wenn Sie selbst positive Erfahrungen mit einer Methode gemacht haben, spricht in der Regel nichts dagegen, diese auch anzuwenden. Beachten Sie dazu auch die Ratschläge zu unterstützenden Maßnahmen wie Psychotherapie und Ernährung im letzten Kapitel dieses Buches.

Machen Sie sich klar, dass Naturheilverfahren besonders viel aktive Mitarbeit und Geduld erfordern. Denn oft lässt der Erfolg relativ lange auf sich warten. In jedem Fall müssen Sie selbst bei jeder Therapie aktiv werden, denn Sie selbst spielen die Hauptrolle bei Ihrem Krankheitsgeschehen. Auch ein wirksames Behandlungsverfahren kann versagen, wenn Ihre innere Bereitschaft dafür fehlt.

Heilung aus dem Blut

Blut, das zuvor aus der Vene des Patienten entnommen wurde, wird – pur oder mit medikamentösen Zusätzen vermischt – wieder ins Gewebe, zumeist in den Muskel gespritzt. Dadurch wird ein Reiz ausgelöst, der den Organismus, insbesondere das Immunsystem, umstimmen bzw. stärken soll. Dieses Verfahren wird Eigenblutbehandlung genannt.

Die Kraft des Urins

Eigenurin wird innerlich als Injektion verabreicht, getrunken oder – vor allem bei Hauterkrankungen – auch äußerlich auf der Haut angewendet. Einige Patienten schwören darauf, die Wirksamkeit dieses Verfahrens ist wissenschaftlich jedoch sehr umstritten.

Die Homöopathie wurde im 19. Jahrhundert von dem deutschen Arzt Samuel Hahnemann begründet. Der Begriff »Allopathie« (Schulmedizin) stammt aus der homöopathischen Lehre und bezeichnet Heilmittel, die Erkrankungen mit Mitteln entgegengesetzter Wirkungen behandeln.

Das Immunsystem stärken

Um das Immunsystem zu aktivieren oder zu stimulieren, benützt man spezielle Arzneimittel, so genannte Immunstimulanzien. In der Naturheilkunde werden dazu häufig pflanzliche Stoffe eingesetzt, z.B. Echinacea (Sonnenhut) oder Mistel. Darüber hinaus gibt es auch andere Methoden, z.B. physikalische Maßnahmen, um die Abwehrbereitschaft zu erhöhen.

Homöopathie

Die Homöopathie behandelt ganzheitlich nach dem so genannten Ähnlichkeitsprinzip. Dabei werden meist in extrem niedriger Dosierung und Potenzierung Substanzen eingesetzt, die bei Gesunden in hoher Dosierung Krankheitserscheinungen verursachen, die den Beschwerden ähneln. Den Empfehlungen und Regeln der Homöopathie liegt ein sehr umfangreiches und komplexes Krankheitsverständnis bzw. Diagnose- und Behandlungssystem zugrunde. Die homöopathische Therapie ist ganzheitlich orientiert und richtet sich nach individuellen Gesichtspunkten aus.

Homöopathische Arzneimittel werden in der Regel als Tropfen oder Globuli (Kügelchen) verabreicht. Die Wirkstoffe werden mit Wasser oder Alkohol in genau festliegenden Potenzierungsverfahren so stark verdünnt, dass sie praktisch nicht mehr nachweisbar sind. Vor allem aus diesem Grund ist die Homöopathie umstritten, und ihre Wirksamkeit wird immer wieder angezweifelt, denn der Wirkmechanismus ist tatsächlich nach heutigen Erkenntnissen nicht erklärbar. Dennoch konnte eine Wirksamkeit in der Praxis in unzähligen Einzelfällen und in einigen wissenschaftlichen Studien – auch bei Hautkrankheiten – wiederholt nachgewiesen werden.

Symbioselenkung

Das Verfahren der Symbioselenkung beeinflusst über diätetische Maßnahmen oder den gezielten Einsatz von Präparaten mit natürlichen Darmbakterien die mikrobiologische Besiedelung hauptsächlich des Darms günstig.
Dieses Therapieverfahren trägt vor allem dazu bei, die körpereigenen Abwehrkräfte zu stärken und ungesunde Gärungsprozesse oder die Ansiedelung von Pilzen im Darm zu verhindern.

Schreiben Sie sich Rezepturen oder Namen von Fertigpräparaten auf, die sich gut bewährt haben, um diese im Bedarfsfall möglichst schnell wieder beim Arzt bzw. in der Apotheke anfordern zu können. Das Gleiche gilt grundsätzlich auch für Mittel, die schlecht vertragen wurden, damit eine wiederholte Anwendung vermieden werden kann.

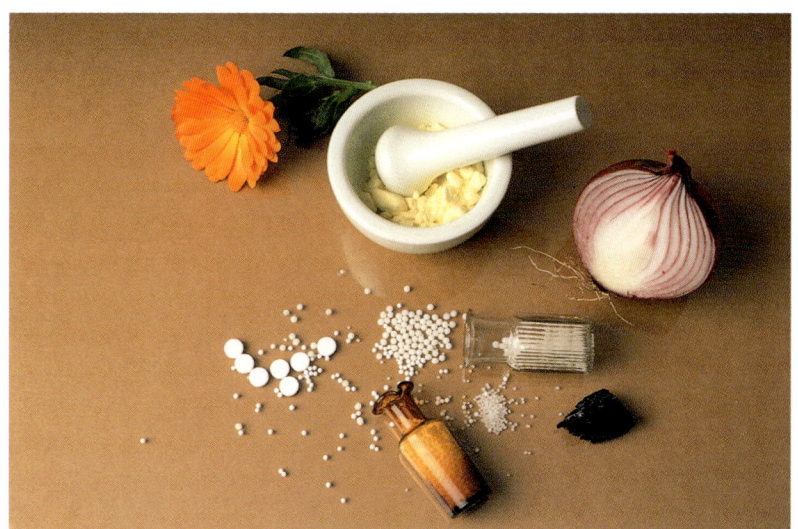

Homöopathische Mittel werden ausschließlich aus natürlichen »Rohstoffen« gewonnen. In der Apotheke sind sie als Tabletten, Tropfen und so genannte Globuli erhältlich.

Psoriasis und Gelenke

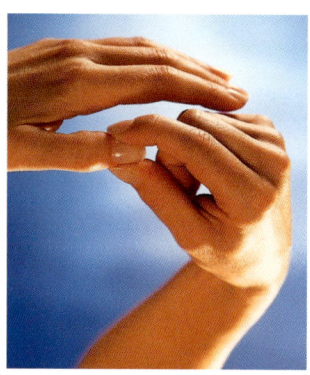

Vor allem Mittel-, Grund- und Endgelenke von Fingern und Zehen sind von der Psoriasis arthropathica betroffen.

Psoriasis kann auch die Gelenke befallen und heißt dann Psoriasis arthropathica, Arthritis psoriatica oder Arthropathia psoriatica. Dabei kommt es gleichzeitig zum Auftreten einer Psoriasis vulgaris und dem Erkranken ausschließlich eines Gelenks (Monoarthritis) oder aber auch mehrerer Gelenke (Polyarthritis). Finger- oder Zehengelenke erkranken besonders häufig.

Wer bekommt Psoriasis arthropathica?

Von einer Psoriasis arthropathica sind insgesamt etwa 0,02 bis 0,1 Prozent der Bevölkerung betroffen. Bei Patienten mit bereits bestehender Psoriasis vulgaris kommt die arthritische Psoriasis in fünf bis sieben Prozent der Fälle vor. Die Gelenkpsoriasis tritt hauptsächlich im Erwachsenenalter – überwiegend im vierten Lebensjahrzehnt – auf. Kinder oder Jugendliche erkranken nur selten. Männer und Frauen sind etwa gleich stark betroffen. Relativ oft entwickelt sich bei Patienten mit Psoriasis arthropathica eine psoriatische Erythrodermie (siehe Seite 20). Die Nägel sind bei ca. 70 Prozent der Erkrankten geschädigt.

Bei der Psoriasis arthropathica besteht in vielen Fällen ein Zusammenhang mit dem HLA-Typ, der auch bei einigen anderen Gelenkerkrankungen überdurchschnittlich häufig anzutreffen ist

Hautveränderungen und Gelenkbeteiligung

Etwa 70 Prozent der an Psoriasis arthropathica Erkrankten haben Hautveränderungen, bevor die Psoriasis die Gelenke befällt, bei ca. zehn Prozent der Betroffenen treten Ekzeme und Gelenkbeschwerden gleichzeitig auf und in etwa 15 Prozent der Fälle bricht die Krankheit zuerst mit Gelenkbeschwerden aus. Die Hautveränderungen sind oft gravierender, wenn gleichzeitig auch Gelenke betroffen sind, und je schwerer die Hauterscheinungen ausfallen, umso häufiger kommt es zu arthritischen Veränderungen der Gelenke. Eine Ursache für den Befall der Gelenke ist meist nicht erkennbar. Die psoriatischen Gelenkveränderungen bilden sich nur selten zurück.

Über Ursachen, Entstehung und Zusammenhang von Psoriasis arthropathica und Psoriasis vulgaris ist nur wenig bekannt. Die Psoriasis arthropathica scheint aber ebenfalls erblich zu sein, und es besteht auch ein Zusammenhang mit dem HLA-System (siehe Seite 6).

Erscheinungsbilder der Psoriasis arthropathica

Man unterteilt die Psoriasis arthropathica in verschiedene Formen. Sie lassen sich durch das Krankheitsbild sowie Befunde aus speziellen Labortests und zusätzlichen Untersuchungen mit bildgebenden Verfahren, z. B. Röntgen oder Szintigrafie, voneinander abgrenzen. Es treten jedoch auch Mischformen auf.

Erkrankung einzelner Gelenke

Die asymmetrische Oligoarthritis, mit etwa 70 Prozent die häufigste Form, verläuft eher mild. In der Regel ist nur ein Gelenk betroffen, manchmal sind es auch wenige einzelne Gelenke. Bevorzugt sind die Mittel-, End- und Grundgelenke der Finger und Zehen (Interphalangealgelenke und Metacarpophalangealgelenke) sowie die Knie- und Hüftgelenke. Die befallenen Gelenke sind meist geschwollen und schmerzen, besonders wenn Druck auf sie ausgeübt wird. Es entsteht das typische Bild von »Wurstfingern«.

Befall der Finger- und Zehengelenke

Bei der distalen interphalangealen Arthritis sind nur wenige und in der Regel nur Finger oder Zehenendgelenke betroffen. Diese Form zeigt sich meist nur auf einer Körperhälfte und ist sehr oft von Nagelveränderungen begleitet. Die Beschwerden sind ähnlich wie bei der asymmetrischen Oligoarthritis. Bei Männern tritt diese Variante häufiger auf als bei Frauen. Fünf bis zehn Prozent aller Patienten mit Psoriasis arthropathica sind davon betroffen.

Die Szintigrafie ist ein Verfahren, bei dem eine (kurz wirksame) radioaktive Substanz in den Körper aufgenommen wird. Je nach Art einer Gewebeveränderung kommt es dabei zu einer unterschiedlich starken Anreicherung bzw. Verteilung dieser Substanz im Gewebe. Die Aktivität der aus dem Körper austretenden radioaktiven Strahlung kann gemessen und im Szintigramm dargestellt werden.

Es muss ja nicht gleich die Biegsamkeit einer mongolischen Zirkuskünstlerin sein. Durch sanfte gymnastische Übungen kann man jedoch die Beweglichkeit gezielt fördern.

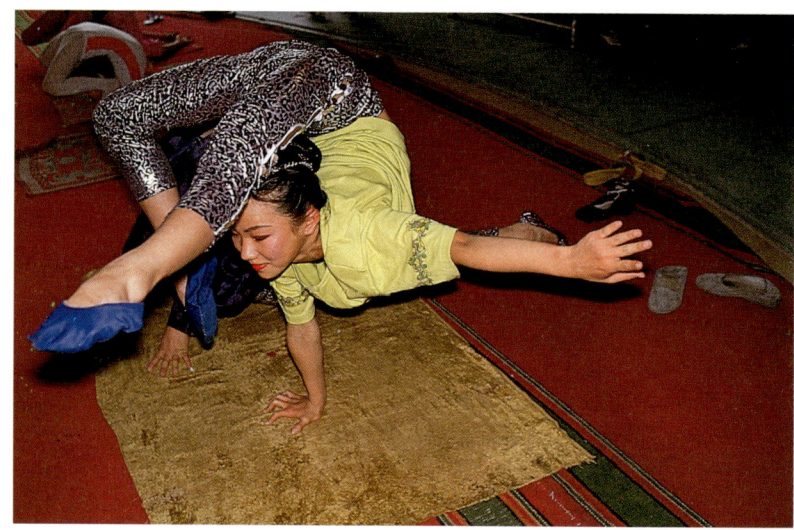

Eingeschränkte Beweglichkeit

Die mutilierende Arthritis kommt etwas seltener vor und betrifft fünf Prozent der Patienten. Sie ist durch ihren besonders schweren Verlauf gekennzeichnet. Betroffen sind meist viele Gelenke an Händen und Füßen sowie auch die Wirbelgelenke. Insbesondere die Verbindung zwischen Kreuz- und Darmbein, das Ileosakralgelenk, kann in Mitleidenschaft gezogen werden.

Die Veränderungen in den Knochen und Gelenken, d. h. der Knochenabbau, die Osteolyse, führen zu schweren Deformierungen und zu Einschränkungen der Beweglichkeit. In sehr fortgeschrittenen Stadien sind die ursprünglichen Gelenkformen nicht mehr erkennbar, die entsprechenden Bewegungsabläufe sind kaum oder gar nicht mehr durchführbar.

Die Hauterscheinungen sind häufig sehr ausgeprägt, nicht selten kommt es zu einer Erythrodermie oder zu einer generalisierten pustulösen Psoriasis. Die mutilierende Arthritis kann von Fieber und Gewichtsverlust begleitet sein. Meist nehmen diese Patienten eine Schonhaltung ein – die die Unbeweglichkeit der Gelenke noch zusätzlich fördert.

Die Einteilung der Arthritisformen ist nicht immer einheitlich. Gelegentlich wird auch unterschieden zwischen einem peripheren Typ, der die Gelenke der Extremitäten betrifft, und einer zentralen Form, die die Wirbelsäule und die angrenzenden Gelenke befällt.

Rheumaähnliche Beschwerden

Die symmetrische Polyarthritis tritt mit einer Häufigkeit von 20 bis 25 Prozent auf und betrifft vorwiegend Frauen. Sie ist der rheumatoiden Arthritis sehr ähnlich. Bevorzugt befallen sind die Handgelenke und die Zwischen- und Endgelenke der Finger und Zehen.

Schädigung der Wirbelsäule

Die spinale Form oder Spondylarthritis (Spondylitis) ist eine seltene Form. Bei ihr sind die Verbindung zwischen Kreuz und Darmbein (Ileosakralgelenk) und die Wirbelgelenke betroffen, was zu schmerzhaften Bewegungseinschränkungen und Verkrümmungen im Bereich der Wirbelsäule führen kann. Oft verläuft diese Erkrankung aber auch völlig ohne Beschwerden.

Die Diagnose der Psoriasis arthropathica

Auch wenn eine Psoriasis bereits bekannt ist, sollte bei neu auftretenden Gelenkbeschwerden zur genauen Abklärung immer eine gründliche Untersuchung durchgeführt werden – nicht nur durch einen Dermatologen, sondern auch durch andere Fachärzte wie Rheumatologen und Orthopäden.

Eine Röntgenuntersuchung kann mögliche Veränderungen an den Knochen und Gelenken sichtbar machen, die Skelettszintigrafie ist geeignet, entzündliche Veränderungen frühzeitig festzustellen. Allgemeine und spezielle Laboruntersuchungen (z. B. Blutsenkung, Blutbild) tragen dazu bei, die Psoriasis arthropathica von möglichen anderen (Gelenk-)Erkrankungen abzugrenzen. In Betracht kommen hier vor allem die rheumatoide Arthritis (primär chronische Polyarthritis) oder die Reiter-Krankheit.

Zumeist fehlen bei Patienten mit Psoriasis arthropathica die bei anderen Gelenkerkrankungen bedeutenden (Labor-)Befunde (z. B. der Rheumafaktor).

Bei der rheumatischen Arthritis (primär chronischen Polyarthritis) sind bevorzugt Fingergrund- und -mittelgelenke betroffen. Es erkranken überwiegend Frauen im vierten Lebensjahrzehnt. Als Folge der Krankheit kommt es zu Arthrose, entzündlichen Veränderungen von Sehnenscheiden und Schleimbeuteln. Charakteristisch sind Rheumaknötchen über Knochenvorsprüngen. Der Rheumafaktor ist in der Regel positiv.

Medikamente gegen Psoriasis arthropathica

Die Therapie der Psoriasis arthropathica gestaltet sich häufig schwierig und bleibt oft unbefriedigend. Glücklicherweise beeinflussen viele der gegen die Gelenkbeschwerden eingesetzten Medikamente die Hauterscheinungen nicht negativ. Die Behandlung dieser Erkrankung gehört auf jeden Fall in die Hand eines Facharztes, der möglichst eine rheumatologische Spezialisierung haben sollte.

Gegen Entzündung und Schmerzen

Nichtsteroidale Antiphlogistika, die klassischen Rheumamittel, sind entzündungs- und schmerzhemmend. Sie gehören zur grundlegenden Therapie leichterer Fälle von Arthritis. Sie beeinflussen allerdings lediglich die Symptome, nicht aber die Ursachen. Gelegentlich wird unter dieser Behandlung eine Verschlechterung des Hautbildes beobachtet.

Das klassische Kortison

Glukokortikosteroide sind zwar wirksam, beeinflussen den Körper allerdings in vielfältiger Weise. Bei langfristiger Einnahme können schwer wiegende Nebenwirkungen eintreten. Auch das Absetzen dieser Medikamente nach einer Krankheitsbesserung kann wieder zu einer Verschlimmerung von Gelenk- und Hautzustand führen. Deshalb sollten sie nur mit großer Vorsicht eingesetzt werden.

Hemmung von Zellwachstum und Immunreaktion

Als Standardtherapie schwererer Fälle von Arthritis psoriatica gelten Methotrexat und Ciclosporin A. Beide wirken sowohl gegen die Gelenk- als auch gegen die Hautveränderungen. Aufgrund ihrer Nebenwirkungen sollten bei ihrem Einsatz jedoch Nutzen und Risiken sorgfältig abgewogen werden. Mit dem jüngsten Immunsuppressivum Tacrolimus wurden bisher gute Erfahrungen gemacht.

Nur wenig wirksam bzw. nicht mehr gebräuchlich zur Behandlung der Psoriasisarthritis sind die Fototherapie (PUVA), Vitamin-A-Säure-Abkömmlinge (Retinoide) und Goldpräparate.

Ähnliche Erkrankungen

Trotz relativ charakteristischer Hauterscheinungen der Psoriasis ist es selbst für den Fachmann nicht immer möglich, die Diagnose zweifelsfrei zu stellen.

Manchmal sind die Hautveränderungen eben nicht typisch und sind denen anderer Hautkrankheiten zum Verwechseln ähnlich. In diesem Fall müssen zunächst auch andere Möglichkeiten in Betracht gezogen werden. Der Arzt muss in solchen Fällen wie ein Detektiv einzelnen Hinweisen nachgehen und bei Bedarf zusätzliche Untersuchungen einleiten, um zur richtigen Diagnose zu kommen und eine entsprechende Therapie einzuleiten.

Erkrankungen mit Ähnlichkeit zur Schuppenflechte

▶ Röschenflechte (Pityriasis rosea)
▶ Ekzeme, z. B. nummuläres Ekzem, seborrhoisches Ekzem
▶ Hautpilzerkrankungen (Mykosen, Tinea)
▶ Durch Medikamente hervorgerufener Ausschlag (Arzneiexanthem)
▶ Syphilis im zweiten Stadium (Lues II)

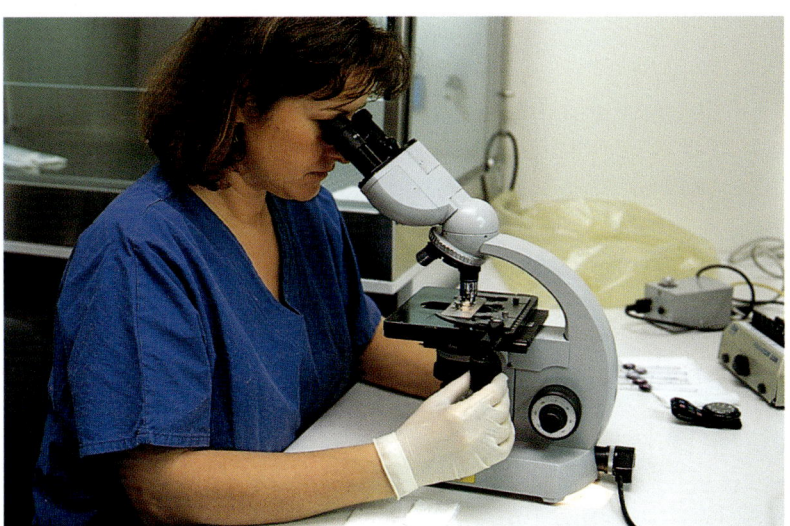

Die psoriasistypischen Veränderungen sind nicht immer eindeutig auslösbar. Vor allem, wenn die Hautveränderungen an ungewöhnlichen Stellen auftreten, kann die Diagnose Schwierigkeiten bereiten. In unklaren Fällen wird zur Sicherung der Diagnose vom Hautarzt eine Gewebeprobe entnommen.

Bei der Gewebeprobe wird in örtlicher Betäubung ein kleines, bis in die Unterhaut reichendes Stück Haut entnommen. Von diesem Gewebestück werden dünne Schnitte angelegt und gefärbt, um die einzelnen Strukturen unter dem Mikroskop besser erkennen zu können.

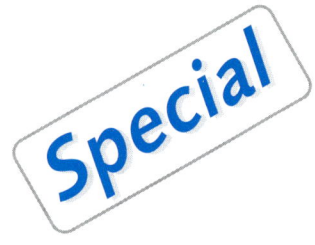

Psoriasis bei Kindern

Bei Kindern sind schwere Formen der Psoriasis eher selten. Fast immer handelt es sich um leichte Erscheinungsbilder, meist ausschlagartige eruptiv exanthematische Formen. Häufig ist zunächst die behaarte Kopfhaut betroffen. Sehr selten kommen Nagelveränderungen, pustelförmige Formen oder Gelenkbefall vor. Kinder leiden allerdings häufiger unter Juckreiz. Je älter die Kinder werden, umso weniger unterscheidet sich das Krankheitsbild von dem der Erwachsenen.

Als Auslöser sind bei Kindern vor allem Infekte (z. B. grippale Infekte, Mandelentzündung) von Bedeutung. Daneben spielen auch Operationen, unfallbedingte Verletzungen und alle Arten von körperlichem oder seelischem Stress eine Rolle. Nicht selten wird auch durch die hormonellen Veränderungen während der Pubertät ein erster Psoriasisschub ausgelöst.

Behandlungsmöglichkeiten

Die Behandlung erfolgt normalerweise nur äußerlich. Mit der Fototherapie ist man sehr zurückhaltend, sie wird auch bei Jugendlichen nur in Ausnahmefällen angewendet. Dagegen kann eine Klimatherapie sehr günstig sein. Die Grundlagen der Therapie im Kindesalter bestehen im Abschuppen, der anschließenden Behandlung akuter Hauterscheinungen und der Hautpflege nach dem Abheilen. Auf die regelmäßige und sorgfältige Pflege der Haut auch in erscheinungsfreien Phasen sollte größter Wert gelegt werden. Für die Pflege gelten im Prinzip die gleichen Empfehlungen wie für Erwachsene. Harnstoffhaltige Pflegepräparate können bedenkenlos angewendet werden.

Wichtig ist, dass die Kinder bei der Behandlung gut mitarbeiten und diese auch akzeptieren. Kinder mit Psoriasis sollten frühzeitig – möglichst spielerisch – lernen, die regelmäßige Behandlung und auch Pflege der Haut als einen selbstverständlichen Teil ihres Tagesablaufs zu betrachten, denn sie müssen ihr ganzes Leben mit dieser Krankheit

Schuppenflechte ist bei Kindern – neben der Neurodermitis – die zweithäufigste chronische Hauterkrankung.

An vielen Fachkliniken gibt es Kinderabteilungen. In einigen wird sogar Schulunterricht angeboten, der es den Kindern ermöglicht, auch außerhalb der Ferien stationär therapiert zu werden, ohne zu viel zu versäumen.

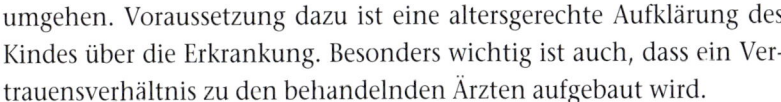

umgehen. Voraussetzung dazu ist eine altersgerechte Aufklärung des Kindes über die Erkrankung. Besonders wichtig ist auch, dass ein Vertrauensverhältnis zu den behandelnden Ärzten aufgebaut wird.

Psychische Betreuung

Eine Psychotherapie kommt in der Regel erst frühestens ab dem zehnten Lebensjahr infrage. Bis dahin besteht jedoch die Möglichkeit, an Spielgruppen (z. B. in Selbsthilfegruppen) oder Familientherapien teilzunehmen, die auch von einigen Fachkliniken organisiert werden. Frühzeitige Kontakte zu anderen betroffenen Kindern können auch dazu beitragen, die Erkrankung besser zu akzeptieren und die soziale Entwicklung zu fördern.

Gerade wenn das Kind noch nicht alt genug ist, um eigenverantwortlich mit der Behandlung seiner Krankheit umzugehen, kommt den Eltern eine wichtige und sehr verantwortungsvolle Aufgabe zu: Sie müssen Veränderungen oder Verschlechterungen rechtzeitig erkennen und darauf achten, dass verordnete Behandlungs- und Pflegemaßnahmen eingehalten werden.

Selbstbewusstsein stärken

Für Kinder und Jugendliche bringt die Erkrankung besondere psychische Probleme mit sich. Vor allem während der ohnehin schwierigen Pubertätsphase wird das seelische Gleichgewicht der Betroffenen durch die Hauterscheinungen zusätzlich belastet. Bei Kindern ist das Problem der sozialen Ausgrenzung häufig noch ausgeprägter als bei Erwachsenen, da sie die Ablehnung durch andere oft noch nicht begreifen. Es ist wichtig, Kindergärtnerinnen und Lehrer über die Krankheit zu informieren. Nur dann ist es diesen auch möglich, richtig zu reagieren und eventuell im gemeinsamen Gespräch mit anderen Kindern und Mitschülern Verständnis zu wecken. Gerade weil Kinder von ihrer Umwelt oft Ablehnung erfahren, ist vor allem für sie die Zuwendung innerhalb der Familie besonders wichtig. Andererseits sollen übertriebenes Mitleid und übermäßiges Umsorgen vermieden werden.

Besonders wichtig für Kinder ist auch eine vollwertige gesunde Ernährung sowie regelmäßige körperliche Bewegung. Dies hilft, Übergewicht zu vermeiden, und fördert das Selbstwertgefühl und das allgemeine Wohlbefinden.

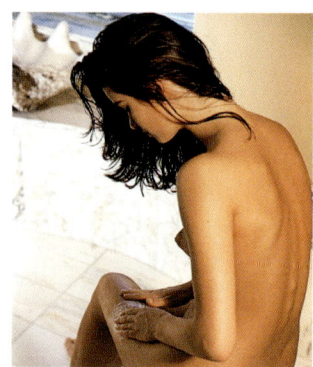

Die sanfte, aber gezielte Pflege der Haut sollte vor allem bei Psoriasispatienten auf dem Tagesplan stehen.

Selbsthilfe und Vorbeugung

Bisher gibt es keine effektiven Maßnahmen oder Verfahren, die den erstmaligen oder wiederholten Ausbruch einer Psoriasis verhindern könnten.

Provokationsfaktoren vermeiden

Menschen, bei denen eine erblich bedingte Veranlagung bekannt oder wahrscheinlich ist, sollten versuchen, mögliche Provokationsfaktoren weitgehend zu vermeiden. Das gilt vor allem für Streptokokkeninfekte des Rachenraums, die immer frühzeitig und wirkungsvoll behandelt werden sollen. Auch nasskaltes Wetter wirkt sich eher ungünstig aus. Starke Gewichtszunahme, übermäßiger Alkoholkonsum oder einschneidende Diätumstellungen lassen sich vermeiden. Weniger gut gelingt es vielen, mit Stresssituationen oder seelischen Belastungen umzugehen. Durch entsprechendes Training kann man jedoch lernen, sich zu entspannen und diese Situationen besser zu beherrschen. Sind die unangenehmen Erscheinungen der Schuppenflechte mit äußerlicher Behandlung, physikalischen Anwendungen oder einer systemischen medikamentösen Therapie zum Abklingen gebracht worden, gibt es keine Möglichkeit, neue Schübe sicher zu vermeiden. Psoriatiker können jedoch durch entsprechendes Verhalten und intensive Pflege der Haut künftig auftretende Hauterscheinungen beeinflussen.

Gönnen Sie sich erholsame Urlaube in warmen, sonnigen Gebieten – am besten am Meer.

Reinigung und Pflege der Haut

Von großer Bedeutung bei der Psoriasis ist eine Unterstützung der medikamentösen oder physikalischen Therapie durch zusätzliche Maßnahmen, die jeder problemlos selbst durchführen kann.

Die Haut des Psoriatikers ist trocken und fettarm. Dadurch verliert sie schnell an Geschmeidigkeit und neigt zum Einreißen. Wichtig ist deshalb eine konsequente Hautpflege mit fetthaltigen Cremes oder Lotionen, das gilt besonders nach dem Duschen oder Baden. Die Pflege sollte nicht nur im Bereich der Herde durchgeführt werden, sondern der gesamten Haut zugute kommen.

Zur Reinigung Seife oder Syndet?

Unsere Haut muss von hauteigenen Stoffen (abgestoßenes Hornmaterial, Hautdrüsensekrete), Schmutz, Keimen und nicht zuletzt von Resten kosmetischer Produkte gereinigt werden. Diese unerwünschten Hautauflagerungen bestehen aus fettlöslichen (lipophilen) oder wasserlöslichen (hydrophilen) Substanzen. Die wasserlöslichen Bestandteile könnten alleine mit reinem Wasser entfernt werden, nicht jedoch die fettlöslichen. Deshalb ist Wasser allein zur Reinigung nicht ausreichend. Zusätzliche Stoffe sind erforderlich, um auch die fettlöslichen Substanzen mit Wasser zu verbinden, so dass sie von der Hautoberfläche abgespült werden können. Solche reinigenden Stoffe bezeichnet man als Detergenzien oder Tenside. Sie kommen als natürliche Seifen oder künstliche Syndets in den Handel.

Seifen – Reinigung mit Schaum

Kern- oder Schmierseife ist ein uraltes Reinigungsmittel. Seifen haben eine gute Reinigungswirkung und bilden Schaum. Der wesentliche Nachteil von Seifen besteht darin, dass sie durch ihre alkalischen Eigenschaften den pH-Wert der Haut verändern und damit den Säureschutzmantel stören. Durch Anwendung von Seifen wird der pH-Wert der Haut, der normalerweise bei etwa fünf liegt, sehr stark in den alkalischen Bereich verschoben. Gesunde Haut kann diese Störung nach ein bis zwei Stunden wieder ausgleichen. Trockene, empfindliche und durch Krankheit geschädigte Haut braucht dazu wesentlich länger. Grundsätzlich gilt: Jeder sollte die Verträglichkeit eines Reinigungsmittels für seine Haut selbst testen. In jedem Fall ist es wichtig, dass Seifen mit viel Wasser abgespült werden.

Seifen sind nicht so gut für trockene, fettarme oder empfindliche Haut geeignet und sollten auch nicht im Gesicht angewendet werden.

Syndets für empfindliche Haut

Synthetische Detergenzien reinigen ebenso gut wie Seifen, sind aber hautverträglicher. Durch entsprechende Zusätze ist ihr pH-Wert beliebig einstellbar, normalerweise liegt er zwischen fünf und sieben. Daher bewirken sie nur geringfügige pH-Wert-Änderungen auf der Hautoberfläche und schonen so den Säureschutzmantel. Auch Syndets können zu Hautreizungen führen und müssen gründlich abgespült werden. Bei sehr trockener Haut ist darauf zu achten, dass sie die Haut stärker entfetten als Seifen. Wie Seifen enthalten auch sie oft rückfettende Zusätze, deren Nutzen fraglich ist. Syndets eignen sich besonders zur Anwendung im Gesicht und bei empfindlicher, trockener und fetter Haut.

Ein Nachteil der Syndets in Form von Waschstücken besteht darin, dass sie »versumpfen«, d. h., sich bei ständigem Wasserkontakt langsam auflösen. Deshalb sollen sie immer trocken gelagert werden, z. B. an einem Magnethalter.

Wie häufig waschen?

Allgemein gültige Empfehlungen dazu, wie oft man sich waschen sollte, lassen sich nicht geben. Individuelle Bedürfnisse, der Zustand der Haut und äußere Umstände beeinflussen das Gefühl, sich waschen zu müssen. Zu häufiges Waschen – vor allem mit Seifen – sollte jedoch vermieden werden. In der Regel reicht es, einmal täglich zu duschen. Auch Reinigungspräparate müssen nicht bei jeder Wäsche verwendet werden. Meist genügt es, sich zwischendurch nur mit klarem Wasser abzuspülen und reinigende Zusätze nur an Achselhöhlen, Füßen und im Genitalbereich anzuwenden. Sollte sich häufiges Waschen jedoch nicht vermeiden lassen, kann man die Erholung der Haut durch zusätzliche Pflege gut unterstützen.

Duschen

Auch durch sehr ausgiebiges Duschen und heißes Wasser wird der Säureschutzmantel der Haut geschädigt. Es ist daher ratsam, eine eher lauwarme Wassertemperatur zu wählen. Günstig ist es, morgens zu duschen und mit kaltem Wasser aufzuhören, denn morgens produziert die Nebennierenrinde am meisten körpereigenes Kortison. Durch das kalte Duschen können Sie die Ausschüttung dieses Hormons, das eine günstige Wirkung auf die Psoriasis hat, sogar noch etwas anregen.

Hautpflege

Vorbeugende Hautpflege und Therapie müssen immer individuell auf den Hautzustand des Patienten und den Krankheitsverlauf abgestimmt sein. Basis jeder Behandlung ist die Pflege mit Salbengrundlagen, sowohl in erscheinungsfreien Zeiten als auch bei bestehenden Hautveränderungen. Dazu gehören Ölbäder ebenso wie die Anwendung von Präparaten zur Hautpflege.

Tips für die Hautpflege

▶ Vermeiden Sie zu häufiges Baden oder Duschen (höchstens einmal täglich), dadurch trocknet die Haut zusätzlich aus.

▶ Verwenden Sie keine Seifen oder Schaumbäder, sondern milde Syndets zum Waschen.

▶ Beim Baden empfiehlt sich für sehr trockene Haut der Zusatz eines fettenden Ölbades.

▶ Nach dem Waschen sollte die Haut mit einer Creme oder Lotion (je nach Hautverträglichkeit) eingefettet werden. Pflegecremes (ohne Wirkstoff) können – auf gesunder wie auf kranker Haut – prinzipiell beliebig oft angewendet werden.

▶ Cremen Sie sich nach dem Duschen oder Baden ein. Dann ist die Haut etwas aufgequollen, die Emulsion kann besser eindringen. Ziehen Sie sich nicht sofort wieder an, sondern geben Sie Ihrer Haut etwas Zeit zum Aufnehmen der Creme.

▶ Pflegepräparate sollten stets eine Kombination aus Fett und Feuchtigkeit enthalten. Die alleinige Anwendung von Fett oder Öl nach dem Duschen ist nicht sinnvoll, da dabei zu wenig Feuchtigkeit in die Haut kommt.

▶ Die Wahl der Grundlage richtet sich nach dem Hautzustand: Bei fettem Hauttyp ist eine Öl-in-Wasser-Emulsion bzw. -Creme geeignet, während beim trockenen Hauttyp eher Wasser-in-Öl-Emulsionen anzuwenden sind.

▶ Die Verträglichkeit hängt auch vor allem von Temperatur und Luftfeuchtigkeit ab: So verträgt die Haut im Winter meist mehr Fett als im Sommer.

▶ Vermeiden Sie Hautreizungen durch zu festes Reiben.

▶ Versuchen Sie bei Juckreiz das Kratzen unbedingt zu vermeiden, da es zusätzliche Hautschäden verursacht.

Hautpflegepräparate sind nur begrenzt haltbar. Um die Ansiedelung und Vermehrung verschiedener Keime zu verhindern, werden Konservierungsstoffe zugesetzt. Von vielen Konservierungsstoffen ist bekannt, dass sie Hautreizungen oder Kontaktallergien verursachen. Dennoch lassen sie sich häufig nicht vermeiden. Menschen mit empfindlicher Haut oder nachgewiesener Unverträglichkeit sollten daher besonders auf die zugesetzten Konservierungsstoffe achten.

Fett und Feuchtigkeit

Obwohl die Schuppen der Psoriasisherde glänzen, ist die Haut trocken und fettarm. Hautpflege bedeutet vor allem, der Haut Fett und Feuchtigkeit zuzuführen und sie vor Umwelteinflüssen zu schützen. Durch die richtige Pflege verbessern Sie die Geschmeidigkeit und die Widerstandsfähigkeit Ihrer Haut gegenüber äußeren Einflüssen wie Mikroorganismen (Bakterien, Pilze) oder Chemikalien. Auch der Juckreiz wird so häufig gelindert. In Untersuchungen konnte gezeigt werden, dass in vielen Fällen schon allein das Einfetten mit geeigneten Grundlagen einen wichtigen Beitrag in der Therapie der Psoriasis leistet.

Pharmazie und Kosmetik stellen eine ganze Reihe von Pflegemitteln zur Verfügung. Bei der großen Auswahl an unterschiedlichen Pflegepräparaten auf dem Markt ist es kaum noch möglich, einen Überblick zu behalten oder bestimmte Empfehlungen auszusprechen. Erlaubt und empfohlen ist, was gut vertragen wird; und das muss jeder für sich selbst herausfinden, denn jede Haut reagiert anders. Lassen Sie sich bezüglich der Pflege von Ihrem Hautarzt beraten. Er kann bestimmte Präparate auch verschreiben. Meist ist es günstig, wenn die Pflegepräparate Harnstoff (in einer Konzentration von drei bis fünf Prozent) als Zusatz enthalten, da der natürliche Harnstoffgehalt der Haut bei der Schuppenflechte zu niedrig ist.

Bäder

Die Anwendung von Ölbädern empfiehlt sich nicht nur während der Therapie, sondern auch in behandlungs- bzw. erscheinungsfreien Phasen. Sie dienen sowohl der Reinigung als auch der Pflege der Haut.

Es werden zahlreiche Fertigpräparate zum Baden angeboten, die unterschiedliche Zusätze enthalten. Gut geeignet sind beispielsweise Zusätze mit Soja-, Erdnuss- oder Mandelöl. Manche Ölbäder enthalten auch juckreizstillende Zusätze (z. B. Polidocanol). Besser ist es, wenn das Öl proteinfrei ist und keine Konservierungsstoffe enthält, um das Risiko einer Allergie möglichst gering zu halten. Empfehlenswert ist auch ein so genanntes spreitendes Ölbad, da sich dabei der Ölanteil im Wasser

Zur besseren Haltbarkeit von Pflegeprodukten empfiehlt es sich, statt Cremetöpfen lieber Tuben (kleine Öffnungen sind günstiger als große) und kleine Packungsgrößen zu verwenden. Verschließen Sie die Behälter nach Gebrauch stets, und lagern Sie sie immer kühl. Reinigen Sie Ihre Hände, bevor Sie mit dem Inhalt in Berührung kommen. Salben sollten nicht zu lange aufgehoben werden; achten Sie auf das Herstellungs- oder Haltbarkeitsdatum, und fragen Sie im Zweifelsfall Ihren Apotheker nach der Haltbarkeit einer von ihm hergestellten Rezeptur.

und damit auch auf der Haut besser verteilt. Bei Ölbädern sollten möglichst keine Seifen oder schäumende Zusätze verwendet werden. Rubbeln Sie sich nach dem Bad nicht ab, sondern lassen Sie die Haut möglichst lufttrocknen, oder tupfen Sie sie ganz leicht ab. Nach dem Baden ist es wichtig, die Wanne immer gut zu reinigen, da die Ölreste sonst leicht zur Rutschgefahr werden. Empfehlenswert ist ein Vollbad alle zwei bis drei Tage. Die Wassertemperatur zum Baden sollte höchstens 36 °C, die Badedauer 10 bis 15, höchstens jedoch 20 Minuten betragen. Die meisten Badeöle können übrigens auch zum Fetten der noch nassen Haut beim Duschen verwendet werden. Natürlich ist es auch möglich, dem Bad zu Hause eine fertige oder selbst hergestellte Salzlösung zuzusetzen. Das Salzwasser kann je nach Konzentration die Schuppen ablösen oder zusätzliche günstige Effekte haben. Fragen Sie Ihren Hautarzt nach der für Sie geeigneten Konzentration.

Haarpflege

Bei ausgeprägtem Befall der behaarten Kopfhaut empfiehlt es sich, die Haare kurz zu tragen, da das die Behandlung und Pflege erleichtert. Als Unterstützung der Behandlung bzw. auch zur Vorbeugung eignen sich medizinische Shampoos, die einer Schuppenbildung entgegenwirken. In der Apotheke sind zahlreiche Präparate erhältlich, die diesen Zweck erfüllen. Häufig in ihnen enthaltene Wirkstoffe sind Selensulfid, Teer, Zinkpyrithion oder Salizylsäure.

Meist müssen Sie selbst ausprobieren, welches Shampoo Ihre Kopfhaut am besten verträgt. Sie dürfen natürlich auch »normale« Shampoos und Haarpflegemittel verwenden, in diesem Fall sind aber milde, wenig entfettende Präparate vorzuziehen. Manchmal empfiehlt es sich, sie im Wechsel mit medizinischen Shampoos zu benutzen.

Nagelpflege

Gepflegte Nägel gelten für viele Menschen als Aushängeschild. Gerade bei einem Psoriasisbefall der Nägel ist die richtige Pflege ganz besonders wichtig.

Duftstoffe in Hautpflegepräparaten verbreiten zwar einen angenehmen Geruch. Da sie jedoch häufig Kontaktallergien verursachen, werden mittlerweile zahlreiche duftstofffreie Produkte auf dem Markt angeboten.

Tips zur Nagelpflege

▶ Vor dem Schneiden sollten die Nägel in einem Bad mit Seife oder Syndet gut eingeweicht werden.

▶ Zum Kürzen der Nägel sind Nagelschere oder -knipser und Feile geeignet. Fußnägel sollten gerade, Fingernägel eher oval abgeschnitten werden, ohne seitlich zu tief einzuschneiden. Anschließend werden die Ränder mit der Feile geglättet.

▶ Das Nagelhäutchen besitzt eine wichtige Schutzfunktion für den Nagel. Deshalb sollte es weder abgeschnitten noch entfernt, sondern nur sanft zurückgeschoben werden – beispielsweise mit einem Holzstäbchen oder mit der Fingerkuppe.

▶ Vermeiden Sie zusätzliche Schädigung bzw. Entfetten der Nägel durch zu häufiges Händewaschen, Kontakt mit Spül- und Reinigungslösungen oder anderen Chemikalien. Schützen Sie Ihre Hände durch das Tragen von Gummihandschuhen.

▶ Spröde Nägel sollten Sie regelmäßig einfetten. Dazu gibt es spezielle Nagelpflegepräparate als Creme oder Öl, die in den Nagel einmassiert werden. Gut geeignet ist auch ein Hand- bzw. Fußbad mit Zusatz von einigen Tropfen Olivenöl.

▶ Unregelmäßige Nageloberflächen kann man glatt feilen oder polieren. Es ist darauf zu achten, dass bei Rillen bzw. sich abhebenden Nagelanteilen nicht zu viel abgetragen wird, damit der Nagel nicht zu dünn wird.

▶ Nagellack ist geeignet, den Nagel zu stabilisieren, seine Oberfläche zu schützen und Unebenheiten auszugleichen. Nagellackentferner sind allerdings eher ungünstig, denn dadurch werden die Nägel entfettet. Nach Anwendung sollten die Nägel daher immer wieder sorgfältig eingefettet werden.

▶ Eine weitere Möglichkeit besteht darin, künstliche Nägel anzukleben oder zu modellieren. Allerdings wird damit nicht die Ursache selbst beseitigt. Künstlich angeklebte Nägel sollten nicht zu lang sein, um die natürliche Nagelplatte, die ihnen als Unterlage dient, durch übermäßige mechanische Belastung nicht zusätzlich zu schädigen. Auch das Modellieren von künstlichen Nägeln ist problematisch, da das dabei verwendete Kunstharz häufig Unverträglichkeitsreaktionen hervorruft. Lassen Sie sich vor Anwendung immer vom Hautarzt und/oder einer Kosmetikerin beraten.

Wenn Sie Nagellack verwenden, sollten Sie darauf achten, dass die Nägel vor dem Auftragen trocken und fettfrei sind. Durch Nagellack kann es zur Einlagerung von Farbstoff und zur Verfärbung kommen. Dies lässt sich durch Auftragen eines transparenten Lacks unter dem farbigen Lack verhindern.

Strahlenwirkung

Das Thema »Sonnenschutz« betrifft jeden, für Psoriasispatienten ist es jedoch besonders von Bedeutung, da sich die meisten von ihnen aus therapeutischen Gründen besonders häufig der Sonne oder künstlich erzeugter UV-Strahlung aussetzen.

Eine Behandlung mit künstlicher UV-Strahlung sollte grundsätzlich nur unter ärztlicher Kontrolle erfolgen. Dagegen bleibt es in der Regel jedem selbst überlassen, wie lange oder wie oft er sich im Freien der Sonnenstrahlung aussetzt. Da die UV-Strahlung der Sonne jedoch nicht nur hilfreich, sondern auch äußerst schädlich für unsere Haut sein kann, gilt es, dabei wichtige Vorsichtsmaßregeln zu beachten.

Die UV-Strahlung der Sonne

Die Stärke und Wirkung der UV-Strahlung auf der Erde wird durch mehrere physikalische Faktoren beeinflusst, insbesondere durch den Einfallswinkel der Strahlen. Dieser ist im Wesentlichen von der Nähe zum Äquator sowie von der Jahres- und Tageszeit abhängig. Auch andere Umstände wie beispielsweise Höhenlage, Witterungsbedingungen und Luftverunreinigung sind von Bedeutung. Die unmittelbare Umgebung bestimmt, ob Strahlen gestreut oder reflektiert werden. Während die UV-A-Strahlung den ganzen Tag über etwa gleich intensiv ist, kommt es bei dem UV-B-Anteil um die Mittagszeit zu einem deutlichen Anstieg. Drei Stunden vor und nach Sonnenhöchststand beträgt die Strahlenintensität nur noch etwa ein Viertel der maximalen Intensität.

Negative Strahlenwirkungen

Trotz günstiger Wirkungen auf den Organismus hat die Sonnenbestrahlung leider auch Schattenseiten. UV-Strahlung bewirkt das Austrocknen der Haut, führt langfristig zu einer chronischen Hautschädigung und fördert die Hautalterung. UV-B-Strahlen dringen bis zur unteren Grenze der Oberhaut vor. Sie verursachen den Sonnenbrand.

Besondere Vorsicht ist bei Kindern geboten. Kleinkinder sollten möglichst überhaupt nicht der Sonne ausgesetzt werden. Bei älteren Kindern sollte mit dem Arzt abgesprochen werden, ob eine Sonnenbestrahlung im Rahmen einer Klimatherapie sinnvoll ist.

Dabei kommt es zunächst zu einer Hautrötung, im fortgeschrittenen Stadium zu Blasenbildung und zum »Abschälen« der Haut. Bei wiederholter übermäßiger Einwirkung entsteht eine dauerhafte Schädigung, die Haut altert vorzeitig, und die Entstehung von Hauttumoren wird begünstigt. UV-A-Strahlung dringt tiefer ein und erreicht die Lederhaut. Dort schädigt sie die elastischen und kollagenen Fasern. Infolgedessen lässt die Spannkraft der Haut nach. UV-A-Strahlen beschleunigen die Bildung von Falten und Altersflecken und tragen damit ebenfalls ganz erheblich zur Hautalterung bei. Viele lichtbedingte Hauterkrankungen, wie eine Fotokontaktallergie oder eine Sonnenallergie, werden durch UV-A-Strahlung provoziert.

> Die UV-Belastung nimmt mit der Höhenlage zu. Pro 1 000 Höhenmeter erhöht sich die UV-Strahlung um etwa 20 Prozent. Die Gefahr, einen Sonnenbrand zu bekommen, ist daher beispielsweise beim Wintersport in Höhenlagen besonders hoch.

Hauttypen und Sonnenempfindlichkeit

Nicht jede Haut reagiert in der gleichen Weise empfindlich gegenüber Sonnenbestrahlung. Es gibt große individuelle Unterschiede. Man unterscheidet deshalb je nach Reaktion auf Bestrahlung die Hauttypen (siehe Tabelle). Die Empfindlichkeit ist insbesondere abhängig von der Haut- und Haarfarbe: Je heller Haut und Haare, desto weniger Sonne wird vertragen, d. h., die Haut bräunt weniger und es entsteht schneller ein Sonnenbrand.

Die verschiedenen Hauttypen und ihre Reaktionen auf Sonne

Hauttyp	Merkmale	Hautreaktion	Eigenschutzzeit
I	Sehr helle Haut, Sommersprossen, blonde oder rote Haare	Immer Sonnenbrand, keine Bräunung	5 bis 10 Minuten
II	Helle Haut, blonde Haare	Immer Sonnenbrand, schwache Bräunung	10 bis 20 Minuten
III	Mäßig helle Haut, dunkelblonde bis dunkle Haare	Leichter Sonnenbrand, gute Bräunung	20 bis 30 Minuten
IV	Dunkle Haut, dunkle oder schwarze Haare	Nie Sonnenbrand, immer Bräunung	ca. 45 Minuten

Die Hautreaktion ergibt sich nach 30 Minuten Besonnung der unvorbereiteten Haut im Juni.
Die Eigenschutzzeit entspricht dem Zeitraum bis zum Auftreten eines Sonnenbrandes.

Tips zum richtigen Umgang mit der Sonne

▶ Vermeiden Sie übermäßige Sonnenbestrahlung, in jedem Fall jedoch einen Sonnenbrand.

▶ Setzen Sie sich der Sonne nur gut geschützt aus. Heutzutage sollte man sich vor jedem Aufenthalt im Freien gegen UV-Strahlen schützen, nicht nur beim Sonnenbaden, sondern auch beim Auto- oder Radfahren, Wandern oder Sport.

▶ Besonders in südlichen Ländern sollten Sie jeweils zwei Stunden vor und nach Sonnenhöchststand nicht sonnenbaden. Am gefährlichsten ist die Sonnenstrahlung in der Zeit von 10 bis 15 Uhr.

▶ Auch die Augen müssen geschützt werden. Vergessen Sie daher die Sonnenbrille nicht.

▶ Schützen Sie den Kopf mit einem Sonnenhut, vor allem, wenn Sie nur wenige oder sehr dünne Haare haben.

▶ Beachten Sie immer, dass Sie der Strahlung auch im Schatten ausgesetzt sind, besonders am Wasser, auf hellem Sand oder im Schnee. In einer stark reflektierenden Umgebung wie beispielsweise am Strand kann man auch noch unter einem Sonnenschirm bis zu 40 Prozent Strahlung abbekommen.

▶ Kleidung schützt nicht immer ausreichend vor einem Sonnenbrand, vor allem wenn sie sehr dünn oder nass ist. Leichte oder helle Stoffe können durchaus noch UV-Strahlung passieren lassen. Verwenden Sie deshalb möglichst dichtes und dunkles Gewebe und nicht zu eng anliegende Kleidungsstücke. Baumwolle ist auch aus diesem Grund günstiger als Kunstfaser.

▶ Sonnenbaden trocknet die Haut aus, deshalb ist die anschließende Hautpflege besonders wichtig.

▶ Bestimmte Medikamente (z.B. Mittel zur Behandlung rheumatischer Beschwerden, Antibiotika, Schlafmittel sowie kortisonhaltige Präparate und einige pflanzliche Arzneien z.B. aus Johanniskraut) können in Kombination mit Sonnenbestrahlung zu unerwünschten Nebenwirkungen führen. Die Haut kann – ähnlich wie bei Psoralen – lichtempfindlicher werden. Auch Teer hat eine solche Wirkung. Fragen Sie Ihren Arzt, ob ein solches Risiko bei Ihnen besteht.

Auch bei bewölktem Himmel oder Nebel kann noch ein großer Teil der UV-Strahlung auf die Erde gelangen. Deshalb ist auch dann ein wirksamer Sonnenschutz erforderlich.

Auch die Lippen benötigen, vor allem im Winter, besondere Pflege. Da sie keine eigenen Talgdrüsen besitzen, trocknet die Haut hier besonders leicht aus und ist ungeschützt. Durch ständiges Befeuchten der Lippen mit Speichel wird die Haut noch zusätzlich ausgetrocknet, und die Lippen werden spröde und rissig. Deshalb ist die Anwendung eines Lippenpflegestifts zu empfehlen. Da die Lippen auch gegenüber UV-Strahlen sehr empfindlich sind, sollte man Präparate mit Lichtschutzfilter verwenden.

▶ Verzichten Sie vor dem Sonnenbaden auf Parfums oder Deodorants. Auch sie können die Lichtempfindlichkeit der Haut steigern und zu dauerhaften Hautverfärbungen führen.

▶ Sonnenschutzmittel ermöglichen einen längeren Aufenthalt in der Sonne. Trotzdem sollte ihre Anwendung nicht dazu (ver-)führen, sich übermäßig der Sonne auszusetzen. Auch ein mehrmaliges Auftragen verlängert keineswegs die Zeitdauer des Schutzes!

▶ Verwenden Sie einen ausreichend hohen Schutzfaktor. Empfohlen wird für europäische Hauttypen mindestens Faktor 15. Bei der Auswahl des Sonnenschutzmittels sollten Sie Ihren Hauttyp und die zu erwartende Strahlungsintensität berücksichtigen. Zu Beginn des Urlaubs sollte man grundsätzlich immer ein Mittel mit höherem Schutzfaktor benutzen.

▶ Verwenden Sie möglichst Lichtschutzmittel mit Breitspektrumschutz, d.h. gegen UV-A und UV-B.

▶ Benutzen Sie ein wasserfestes Mittel, besonders beim Baden und bei starkem Schwitzen, und tragen Sie es erneut auf, wenn Sie wieder trocken sind.

▶ Sonnenschutzmittel sollten mindestens 20 Minuten vor dem Sonnenbaden auf die trockene Haut aufgetragen werden, um einen wirksamen Schutz zu erreichen.

▶ Achten Sie darauf, dass besonders empfindliche Körperstellen wie Nase, Ohren und Lippen ausreichend geschützt sind.

Schwellenzeiten und Lichtschutz

Hauttyp	Sonnenbrand-schwelle	Schwelle für vorzeitige Hautalterung	Empfohlener Lichtschutzfaktor (LSF)
I	5 – 10 Minuten	ca. 6 Minuten	Mindestens 15
II	10 – 20 Minuten	10 Minuten	Mindestens 15
III	20 – 30 Minuten	20 Minuten	Mindestens 1o
IV	ca. 45 Minuten	30 Minuten	Mindestens 6

Psoriasis und Solarien

Die Lichtröhren in Solarien senden überwiegend UV-A-Strahlung aus, oft jedoch mit größerer Intensität als dem natürlichen Sonnenlicht entspricht. Sie können zusätzlich auch einen geringfügigen UV-B-Anteil haben.

Wenn Sie an Psoriasis leiden, sollten Sie sich vor dem Kauf oder der regelmäßigen Benutzung eines Solariums unbedingt von Ihrem Arzt beraten lassen und eine langfristige »Behandlung« nur unter ärztlicher Kontrolle durchführen. Nur der Arzt kann Ihnen sagen, ob die jeweilige Strahlenart bei Ihrem individuellen Hautzustand geeignet ist. Besonders wichtig ist es auch, die UV-Bestrahlung mit der sonstigen aktuellen Behandlung abzustimmen.

Pflegen Sie Ihre Haut nach der Benutzung eines Solariums, denn auch dabei wird die Haut ausgetrocknet.

Tips zur Solarienbenutzung

Für die Benutzung von künstlichen Bestrahlungsgeräten gelten bezüglich der Bestrahlungsdauer grundsätzlich die gleichen Empfehlungen wie bei Sonnenbestrahlung. Darüber hinaus sollte man folgende Hinweise der Strahlenschutzkommission beachten:

▶ Verwenden Sie keine Kosmetika oder Sonnenschutzmittel.

▶ Die vom Gerätehersteller empfohlenen Anfangs- und Höchstbestrahlungszeiten dürfen nicht überschritten werden.

▶ Wenn Sie auf der Haut entzündliche Veränderungen oder Blasenbildung beobachten, sollten Sie unverzüglich einen Arzt aufsuchen.

▶ In Bestrahlungskabinen sollten Schutzbrillen getragen werden.

▶ Kinder sollten grundsätzlich keine Bestrahlungsgeräte benutzen.

Nicht nur die richtige Ernährung ist wichtig: Zu einer gesunden Lebensweise gehört auch, dass Sie sich viel und möglichst regelmäßig an der frischen Luft bewegen. Denn sportliche Betätigung fördert die Gesundheit und das körperliche und geistige Wohlbefinden – eine wichtige Voraussetzung zur Vorbeugung der Schuppenflechte.

Ernährung bei Psoriasis

Für eine Diät bei Psoriasis existieren vielfältige Empfehlungen. Sie reichen von einer fett-, kalium- oder eiweißarmen Diät bis hin zur Traubenkur. Daten aus kontrollierten wissenschaftlichen Untersuchungen liegen allerdings bisher nicht vor. Manche Diätvorschriften sind so

Es gibt zahlreiche Erfahrungen bzw. Empfehlungen für Psoriatiker, die darauf hinweisen, dass bestimmte Lebensmittel nicht vertragen werden bzw. eine Verschlimmerung festzustellen ist. So wird beispielsweise nach der Diät von Dr. Schäfer empfohlen, auf Nüsse, Schalen von Zitrusfrüchten, Traubenprodukte (auch Wein) sowie verschiedene Gewürze (Pfeffer, Senf, Gewürznelke, Kümmel, Muskat, Anis, Paprikapulver und Zimt) zu verzichten. Probieren Sie aus, ob diese Erfahrungen auch für Sie zutreffen. Sollte dies nicht der Fall sein, gibt es keinen Grund für ein Verbot dieser Nahrungsmittel.

kompliziert, dass es schwer fällt, sie einzuhalten; man weiß dann nie, ob eine Verschlechterung sich auf einen »Diätfehler« zurückführen lässt oder andere Ursachen hat.

Manche Patienten stellen einen Zusammenhang zwischen psoriatischen Erscheinungen und bestimmten Nahrungsmitteln fest. Jeder Psoriatiker wird mit der Zeit selbst herausfinden, welche Nahrungs- oder Genussmittel ihm möglicherweise schaden oder vielleicht sogar helfen. Achten Sie darauf, und schreiben Sie sich alles auf, was Ihnen bekommt und was nicht. Diese Erfahrungen lassen sich jedoch nicht verallgemeinern.

Einige Erkenntnisse scheinen allerdings zumindest für einen Großteil der Patienten zu gelten, wobei auch hier wieder jeder selbst herausfinden muss, ob sie auch für ihn zutreffen.

▶ Die mehr oder weniger radikale Umstellung der Kost scheint bei vielen Betroffenen eine Psoriasis zu provozieren.

▶ Gelegentlich wurde auch beobachtet, dass eine deutliche Gewichtszunahme eine bereits bestehende Schuppenflechte verschlechtert.

▶ Als gesichert gilt, dass regelmäßiger und übermäßiger Alkoholgenuss eine ungünstige Wirkung bei Schuppenflechte hat. Er kann eine erstmalige Erkrankung oder auch einen neuen Schub auslösen. Verzichten Sie deshalb möglichst auf Alkohol.

▶ Es ist anzunehmen, dass sich eine kalorienarme Diät eher günstig auswirkt. Dafür gibt es Hinweise aus Kriegs- und Nachkriegszeiten, in denen eine kalorienreiche, üppige Ernährung kaum möglich war. In dieser Zeit gab es weniger Psoriasis.

Ausgewogene Vollwertkost

Hinsichtlich der Art der Ernährung bzw. der Entscheidung für eine bestimmte Kostform ist es grundsätzlich sinnvoll, sich auf persönliche Erfahrungen zu stützen.

Abgesehen davon ist eine vollwertige, ausgewogene Ernährung immer empfehlenswert. Denn sie hat auf praktisch jede Erkrankung einen positiven Einfluss. Im Folgenden werden allgemeine Richtlinien aufgeführt, die Ihnen als Anhaltspunkte dienen können.

▶ Essen Sie reichlich Obst, Gemüse, Getreide sowie (fettarme) Milchprodukte. Günstig sind Obst- und Gemüsesorten mit einem hohen Gehalt an Beta-Karotin (z.B. Karotten, Kohlgewächse, Bohnen, Orangen, Melonen) und Nahrungsmittel mit hohem Ballaststoffgehalt.

▶ Achten Sie auf die ausreichende Zufuhr von Vitaminen und Mineralstoffen.

▶ Verzichten Sie auf den übermäßigen Genuss fetter und zuckerhaltiger Lebensmittel. Normalgewichtige sollten etwa 60 Gramm Fett pro Tag zu sich nehmen. Bevorzugen Sie ungesättigte Fettsäuren (Pflanzenöle).

▶ Kaffee und scharfe Gewürze (z.B. Chilischoten, Pfeffer) können die Haut reizen. Vermeiden Sie diese, wenn Sie eine Unverträglichkeit beobachten.

▶ Reduzieren Sie tierische, vor allem fetthaltige Lebensmittel (Fleisch, Wurst, Eier und fetthaltige Milchprodukte). Eine Ausnahme bildet Fischöl, welches reichlich in Hering, Lachs, Sardine oder Makrele enthalten ist.

▶ Achten Sie auf ausreichende Flüssigkeitszufuhr. Mindestens zwei Liter pro Tag sollten es sein, an warmen Tagen und bei starkem Schwitzen kann es ein Vielfaches davon sein.

▶ Essen Sie regelmäßig und nicht zu viel auf einmal; fünf kleinere Mahlzeiten über den Tag verteilt sind ideal.

▶ Reduzieren Sie Ihren Alkoholkonsum auf ein Minimum, und meiden Sie alle alkoholischen Getränke, die Sie erfahrungsgemäß nicht vertragen.

Was tun bei erhöhten Harnsäurewerten?

Bei Psoriasispatienten sind häufig die Harnsäurewerte im Blut erhöht. Das ist auf den verstärkten Zellauf- und -abbau zurückzuführen.
Die Harnsäure im menschlichen Körper ist ein Endprodukt des Purinstoffwechsels. Purine kommen in allen Zellen vor und liefern die Bausteine für die Nukleinsäuren, die Träger der Erbsubstanz im Zellkern. Sie werden im Körper zu Harnsäure abgebaut, die dann über die Nieren ausgeschieden wird.

Liegen die Harnsäurewerte über dem Normbereich, spricht man von Hyperurikämie. Normalwerte für Harnsäure sind bei Männern 3 bis 7 mg/dl (Milligramm pro Deziliter = 100 ml) und bei Frauen 2,5 bis 6 mg/dl.
Männer leiden wesentlich häufiger unter Gicht als Frauen. Bei Frauen bietet das Hormon Östrogen bis zu den Wechseljahren einen gewissen Schutz gegen die Erkrankung.

Ein Teil der Harnsäure stammt jedoch nicht aus körpereigenen Zellkernen, sondern aus der Nahrung. Besonders purinreiche Lebensmittel sind Fleisch, vor allem Fleischextrakte (Brühwürfel, Instantbrühe), Innereien und Hülsenfrüchte (Linsen, Bohnen, Erbsen).

Steigt der Harnsäurespiegel, erhöht sich das Risiko, an Gicht zu erkranken. Bei dieser Krankheit kommt es infolge erhöhter Harnsäurekonzentrationen im Blut zu Ablagerungen von Salzen. Diese kristallisieren bevorzugt in der Haut und in den Gelenken aus. Dort verursachen sie Schwellungen, die man als Gichtknoten bezeichnet. Durch übermäßiges Essen oder regelmäßigen Alkoholgenuss kann ein akuter Gichtanfall mit heftigen, anfallsartigen Schmerzen ausgelöst werden. Eine unbehandelte Gicht führt auf Dauer zu Schädigung der Nieren und Bildung von Nierensteinen (Uratsteine).

Durch purinarme Diät können Sie vorbeugen: Trinken Sie so wenig Alkohol wie möglich, denn er bewirkt einen Anstieg des Harnsäurespiegels im Blut und im Urin. Normalisieren Sie Ihr Körpergewicht. Trinken Sie viel kalorienarme Flüssigkeit oder Wasser, um die Nieren gut durchzuspülen. Das hilft, die Harnsäure schneller aus dem Körper zu transportieren, und verhindert die Harnsteinbildung.

> Auch die Kleidung wirkt sich auf den Verlauf der Schuppenflechte und das Wohlbefinden des Patienten aus. Weit geschnittene, lockere Kleidung, natürliche Stoffe und bequemes Schuhwerk erleichtern das Leben deutlich.

Bekleidung

Hinsichtlich der Bekleidung gibt es nur einige einfache Empfehlungen, die je nach Empfindlichkeit bzw. Reizbarkeit der Haut individuell unterschiedlich streng zu beachten sind:

▶ Tragen Sie weit geschnittene Kleidung. Vermeiden Sie eng anliegende Unterwäsche, Jeans oder andere Bekleidung, die auf die Haut Druck ausübt oder scheuern könnte.

▶ Naturfasern aus Baumwolle, Leinen oder Seide sind im Allgemeinen synthetischen Textilien vorzuziehen, da sie besser luftdurchlässig und hautverträglicher sind.

▶ Die Schuhe sollten aus atmungsaktivem leichtem Material sein. Weniger geeignet sind luftundurchlässige Materialien (z. B. Gummistiefel, Turnschuhe). Im Sommer sind Ledersandalen vorzuziehen.

Psoriasis und Beruf

Bei der Entscheidung für einen Beruf sind mehrere Gesichtspunkte zu beachten. In erster Linie ist es wichtig, alle Arten von Provokationsfaktoren zu vermeiden, die eine Verschlechterung oder einen Schub einer bereits bekannten Psoriasis auslösen könnten. So sollten vor allem mechanisch oder anderweitig bedingte Beanspruchung oder Reizung der Haut, insbesondere an Stellen, die bevorzugt betroffen sind oder wo bereits Hautveränderungen bestehen, vermieden werden. Dazu gehören auch Reizungen durch chemische Substanzen wie z.B. Farben, Reinigungs- und Lösungsmittel. Ungünstig ist das Tragen von eng anliegender oder scheuernder (Schutz-)Kleidung, vor allem auch im Zusammenwirken mit Nässe. Derartige Belastungen sind vor allem in handwerklichen Berufen gegeben. Bei einer Psoriasis der Gelenke ist grundsätzlich eine übermäßige körperliche Beanspruchung zu vermeiden. Manche Mitmenschen empfinden Hauterscheinungen als unästhetisch. Auch das sollte bei der Berufswahl berücksichtigt werden. So sind besonders Veränderungen an den Händen und Nägeln oder am Kopf, die sich durch Kleidung schlecht verbergen oder kaschieren lassen, eher ungünstig bei Berufen mit viel Publikumsverkehr, beispielsweise im Dienstleistungsbereich.

Schutz im Beruf

Wenn Sie bereits mitten im Beruf stehen und an Psoriasis erkrankt sind, sollten Sie ebenfalls versuchen, Tätigkeiten zu vermeiden, die sich ungünstig auf die Erkrankung auswirken, das gilt besonders für große Hitze oder Kälte, Feuchtigkeit, Schmutz, Reiben und Scheuern auf der Haut.

Wenn solche Einflüsse nicht vermeidbar sind, sollten Sie versuchen, das Risiko möglichst zu senken. Geeignete Unterkleidung (weiches, hautfreundliches Material direkt auf der Haut, Schutz vor hautschädigenden Einflüssen, keine Druck- und Scheuerstellen) und vorbeugende Hautpflege (Wasser abweisende, hautschützende Präparate) sind mögliche Maßnahmen.

Bei sehr schweren Verlaufsformen der Psoriasis, vor allem bei Gelenkbefall, kann nach dem Schwerbehindertengesetz eine Behinderung, unter Umständen auch eine Minderung der Erwerbsfähigkeit festgestellt werden. Ein Antrag auf Feststellung des Grades der Behinderung (GdB) wird beim Versorgungsamt gestellt und sollte durch alle behandelnden Ärzte unterstützt werden.

Informieren Sie sich über eventuelle Risiken einer Hautbelastung in Ihrem Beruf und die entsprechenden Schutzmaßnahmen. Es empfiehlt sich, darüber mit dem Betriebsarzt zu sprechen, denn er kann gegebenenfalls auch weiterhelfen.

Tips für Urlaub und Kur

Es muss nicht immer das Tote Meer sein. Auch der »normale« Badeurlaub am Meer – ob an der Nordsee, am Mittelmeer oder anderswo – kann schon eine Art Klimatherapie darstellen. Günstig dabei ist eher ein warmes, sonnenreiches Klima. Das sollte auch bei der Wahl der richtigen Jahreszeit für den Urlaub berücksichtigt werden. Für die Haut ist es günstig, wenn sie nur leicht bekleidet oder nackt der Luft und Sonne ausgesetzt ist. Allerdings sollten Sie dabei immer die Regeln für das Sonnenbaden beachten; vermeiden Sie vor allem übermäßige Sonneneinwirkung und auf jeden Fall einen Sonnenbrand. Denn auch dadurch kann eine Psoriasis provoziert werden. Günstig ist es, den Urlaub ins Frühjahr und in den Herbst zu legen, da es in diesen Zeiten bei vielen Patienten zu einer Verschlechterung kommt.

Erkundigen Sie sich genau nach Art, Ablauf und Dauer einer Therapie, bevor Sie sich dafür entscheiden. Wichtig ist auch zu klären, ob die Kosten von der Krankenkasse übernommen werden.

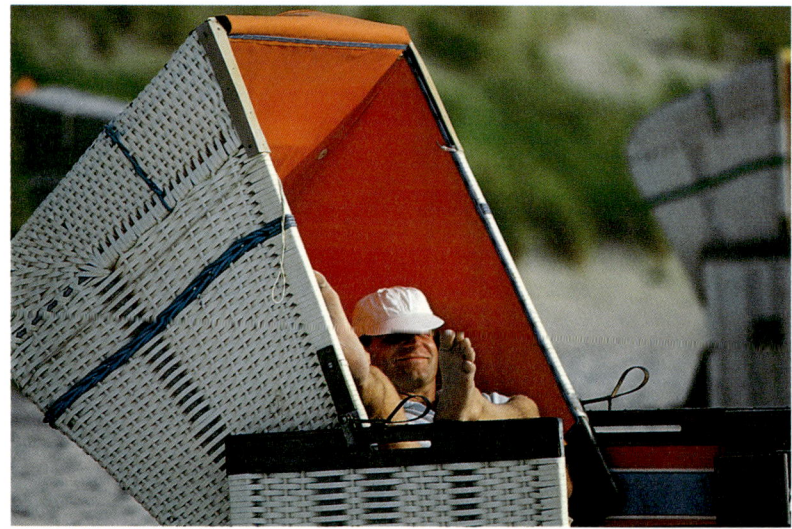

Ein Strandkorb ist nicht nur eine überaus bequeme Einrichtung, sondern schützt auch vor übermäßiger Sonneneinstrahlung.

Stationäre Behandlung

Auch wenn eine ambulante Therapie oder ein Urlaub mit der Familie am Meer durchaus eine günstige Wirkung auf den Krankheitsverlauf hat, können diese Maßnahmen eine spezielle stationäre Behandlung oft nicht ersetzen. Da Klimakuren nachweislich den Verlauf der Psoriasis günstig beeinflussen, sind auch die Krankenkassen im Allgemeinen bereit, zumindest einen Teil der Kosten zu übernehmen. Allerdings lässt es sich bei der Beantragung einer Kur nicht vermeiden, eine Menge lästiger Formalitäten zu erledigen.

Ein Kuraufenthalt dauert üblicherweise drei bis vier Wochen. Diese Zeit reicht jedoch häufig nicht aus, um den gewünschten Effekt zu erzielen. Manchmal ist es daher sinnvoll, den Aufenthalt zu verlängern, indem man einen Teil des Urlaubs anhängt. Mehrere Fachkliniken in Deutschland und in der Schweiz sind auf die Behandlung von Psoriasis spezialisiert. Die meisten liegen in Kurorten an der Nord- und Ostsee oder im Mittel- und Hochgebirge. Je nach Lage und Einrichtung werden unterschiedliche therapeutische Verfahren angeboten. Erkundigen Sie sich genau nach den Behandlungsmöglichkeiten, aber auch nach zusätzlichen Angeboten wie psychologischer Betreuung oder Diät, bevor Sie sich für eine Klinik entscheiden. Hier sind oft auch die Erfahrungen und Ratschläge anderer Patienten sehr hilfreich.

Für Kuraufenthalte am Toten Meer gibt es Reiseveranstalter, die sich auf die Organisation solcher Reisen spezialisiert haben. Beim ersten Mal ist es empfehlenswert, über einen solchen Veranstalter zu buchen. Wenn Sie schon erfahrener und mit den Verhältnissen vor Ort besser vertraut sind, können Sie die Kur auch gut selbst organisieren. In jedem Fall lohnt sich ein Preisvergleich.

Hilfe und Beratung

Scheuen Sie sich nicht, bei Fragen oder Unklarheiten Ihren Arzt zu befragen. Lassen Sie sich dabei nicht durch unverständliche Fachausdrücke abschrecken. Sie haben ein Recht darauf, dass Ihnen der Arzt

Die Leistungen der Krankenkassen in Bezug auf bestimmte Behandlungsmaßnahmen können sich manchmal schnell ändern und sind auch nicht in jedem Land einheitlich geregelt. Deshalb sollten Sie sich gegebenenfalls immer nach den aktuellen Bestimmungen erkundigen, die für Sie hinsichtlich einer stationären Heilbehandlung oder anderer Maßnahmen bestehen.

alles in für Sie verständlicher Weise erklärt. Wenn Sie etwas nicht gleich verstehen, dann fragen Sie nach. Das ist keine Schande. Nur wenn Sie fragen, können Sie auch eine Antwort erwarten.

Gerade bei der Schuppenflechte ist es wichtig, dass sich ein Vertrauensverhältnis zwischen Ihnen und dem behandelnden Facharzt ausbildet. Denn nur so kann eine Behandlung effektiv sein. Machen Sie sich aber immer klar, dass kein Arzt der Welt nach dem heutigen Stand der Erkenntnisse eine Schuppenflechte wirklich heilen kann. Es können immer nur die Symptome gelindert werden.

Selbsthilfegruppen

Bei kaum einer anderen Hautkrankheit gibt es so viele Betroffene wie bei der Schuppenflechte. Viele von ihnen haben sich zusammengetan, um Erfahrungen auszutauschen und sich gegenseitig zu helfen. Diese Kontakte sind für viele sehr wichtig und können eine große Hilfe darstellen, denn häufig können nur Menschen, die selbst das Gleiche mitmachen, nachempfinden, was ein Betroffener erlebt. Das Treffen mit anderen Psoriatikern kann in vielfacher Hinsicht nützlich sein. Häufig werden interessante Vorträge oder Erfahrungsberichte gehalten, und es besteht die Möglichkeit, aktuelle Informationen und Tips zu Behandlung, Kuren etc. oder zu Krankenkassen zu bekommen.

An vielen Orten haben sich Selbsthilfegruppen gebildet, daher ist es sehr wahrscheinlich, dass Sie auch in Ihrer Nähe einen Ansprechpartner finden. Erkundigen Sie sich bei der Hauptstelle danach.

Zeitschriften

Die meisten Selbsthilfegruppen geben zumeist in vierteljährlichen Abständen eine eigene Zeitschrift heraus, die aktuelle Informationen zum Thema »Psoriasis«, manchmal auch zu anderen Hautkrankheiten enthält. Dabei wird häufig auch auf spezielle Probleme eingegangen. Diese Zeitschriften bieten viele interessante und nützliche Informationen und sind daher durchaus empfehlenswert. Auf Seite 95 finden Sie zu Zeitschriften und Beratungsstellen einige Adressen.

> Ein großer Vorteil der Selbsthilfegruppen ist es, dass das Grundproblem – die Psoriasis – allen Betroffenen gemeinsam ist. Deshalb fühlt man sich mit seinen Problemen weniger allein gelassen. Darüber hinaus wird man durch den Zusammenhalt der Gruppe und die gemeinsamen Erfahrungen gestärkt.

Psoriasis und Psyche

Psychische und soziale Belastungen

Die Psyche ist nicht nur bei der Entstehung der Psoriasis von Bedeutung. Viele Betroffene sind auch durch die Folgen ihrer Erkrankung psychisch stark belastet, was sich auf ihr seelisches Gleichgewicht sowie ihr Verhalten gegenüber anderen Menschen auswirkt.

Patienten, die immer wieder mit abweisenden Reaktionen und Ablehnung durch die Mitmenschen konfrontiert werden, leiden oft umso mehr unter ihrer Krankheit. Sie werden unsicher in ihren sozialen Kontakten, depressiv oder verbittert. Manche ziehen sich zurück und vereinsamen zunehmend. Kommen noch Konflikte im Berufsleben durch die Mitarbeiter hinzu, ist der Weg in mangelnde Leistungsfähigkeit und dauerhafte Mutlosigkeit und Resignation beschritten.

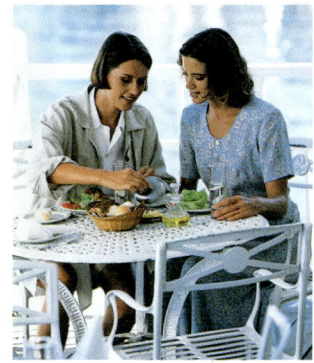

Soziale Kontakte, Gespräche mit Freunden und die aktive Teilnahme am Leben sind wichtig für das Wohlbefinden eines jeden Menschen.

Soziale Kontakte

Der Umgang mit anderen Menschen in Schule, Beruf oder im privaten Bereich gestaltet sich oft schwierig, insbesondere, wenn die Hautveränderungen für jeden sichtbar sind. Auch wenn es sich inzwischen herumgesprochen haben sollte, dass die Schuppenflechte nicht ansteckend ist, so ist das nicht ohne weiteres für jeden zu erkennen, und viele Menschen reagieren nach wie vor mit Zurückhaltung oder sogar Ekel, wenn sie einem Mitmenschen mit »unappetitlichen« Hauterscheinungen begegnen oder mit ihm in Berührung kommen. Da häufig nur Unkenntnis dahinter steckt, sollte man solche Reaktionen nicht zu persönlich nehmen. Wie kann ein Laie erkennen, um welche Art von Hautkrankheit es sich handelt? Das ist von Menschen, die sich nicht speziell damit beschäftigen, weil vielleicht sie selbst oder Angehörige von Hautkrankheiten betroffen sind, in der Regel zu viel verlangt. Es ist daher auch für Psoriatiker wichtig, Verständnis aufzubringen.

Für einige öffentliche Bäder wurde von Mitgliedern des Deutschen Psoriasis Bundes erreicht, dass für Hautkranke bestimmte Badezeiten eingerichtet werden.

Wichtig – ein gesundes Selbstbewusstsein

Ablehnung durch andere ruft Frustration und Aggression hervor, aber sie beruht häufig auf Unwissenheit. Ein offenes Wort über die Krankheit und ihre Auswirkungen hilft, manche Barriere zu senken.

Wichtig ist, das Selbstbewusstsein zu stärken und zu bewahren. Man sollte sich nicht in sein Schneckenhaus verkriechen, sondern trotz der Krankheit unter Leute gehen. Machen Sie sich klar, dass Sie trotz der Hautkrankheit aufgrund Ihrer positiven Eigenschaften – die jeder Mensch hat – geschätzt werden. Scheuen Sie sich auch nicht, über Ihre Krankheit zu reden. Sagen Sie anderen Leuten, um welche Art von Erkrankung es sich handelt, und vor allem, dass sie nicht ansteckend ist und auch nichts mit mangelnder Hygiene zu tun hat. Denn nur so haben Sie die Möglichkeit, andere über die Krankheit zu informieren und ihnen ihre – oft völlig unbegründeten – Vorurteile und Berührungsängste zu nehmen.

Familie und Freunde informieren

Von großer Bedeutung für jeden Betroffenen sind die privaten zwischenmenschlichen Beziehungen, vor allem innerhalb der Familie oder in einer Partnerschaft. Jeder Psoriasiskranke braucht viel Zuwendung und Verständnis vonseiten der Angehörigen, um die Belastungen durch die Erkrankung besser verarbeiten zu können. Deshalb ist es besonders wichtig, dass der Partner sowie alle Angehörigen und Freunde, mit denen der Patient zusammenlebt oder engeren Kontakt hat, über die Erkrankung informiert sind und ihn dabei unterstützen, mögliche Risikofaktoren zu vermeiden.

Untersuchungen haben gezeigt, dass Psoriasispatienten sensibler auf nervliche oder hormonelle Reize reagieren. So erklärt man sich, dass die Ausschüttung von Stresshormonen zu einer Störung des Immunsystems führt und einen Krankheitsschub auslösen kann.

Mit Psoriasis leben

Ein wichtiger Schritt im Umgang mit der Erkrankung ist, zu lernen, wie man sich selbst und die Erkrankung akzeptiert und sein Leben aktiv auf die Krankheit einstellt, ohne in Resignation zu verfallen. Für den Erfolg jeder Art von Behandlung ist die psychische Verfassung des Patienten von großer Bedeutung sowie auch die Art, wie er seine Erkrankung akzeptiert.

Gedanken zum Umgang mit Psoriasis

▶ Denken Sie nicht zu viel über Ursache und Entstehung Ihrer Krankheit nach. Da Sie daran nichts ändern können, verschwenden Sie nur Ihre Zeit. Konzentrieren Sie sich stattdessen auf die jetzige Behandlung.

▶ Hadern Sie nicht mit Ihrem Schicksal, und ärgern Sie sich nicht über Ihre Krankheit, denn dadurch entsteht negativer Stress, der wiederum einen erneuten Ausbruch oder eine Verschlimmerung provozieren kann.

▶ Vor allem sollten Sie sich selbst nicht bemitleiden. Versuchen Sie, das Beste aus Ihrer Situation zu machen und sich möglichst unbeschwert zu verhalten.

▶ Lernen Sie im Lauf der Zeit, die für Sie bedeutsamen Risikofaktoren zu erkennen und zu vermeiden, aber auch positive Einflüsse herauszufinden und diese gezielt einzusetzen.

▶ Machen Sie sich klar, dass der Erfolg jeder Behandlung in erster Linie von Ihnen selbst abhängt. Dazu müssen Sie allerdings aktiv beitragen. Ärzte oder medizinisches Personal können Sie bei Ihren Bemühungen lediglich unterstützen. Wichtig ist auch, dass Sie gut mit dem Arzt zusammenarbeiten.

▶ Informieren Sie sich über Ihre Krankheit, und holen Sie sich Hilfe und Rat von Fachleuten und anderen Betroffenen.

▶ Auch wenn jede Behandlung oder unterstützende Maßnahme mit zusätzlichem zeitlichem Aufwand verbunden ist und oft viel Mühe kostet, sollten Ihnen Ihre Gesundheit und Ihr Wohlbefinden das wert sein.

Die Psychosomatik beschäftigt sich mit den Wechselwirkungen zwischen psychischen Einflüssen und körperlichen Veränderungen. Je nach individuellen Gegebenheiten sind diese Wechselwirkungen auch bei der Psoriasis mehr oder weniger stark ausgeprägt.

Die typische »Psoriasispersönlichkeit« wie bei manchen anderen psychosomatischen Erkrankungen scheint es nicht zu geben. Vielmehr ist es individuell sehr unterschiedlich, und andere Einflussfaktoren können genauso wie psychische wirken. Auch die Mechanismen, die bei einer Provokation zwischen Psyche, Immunsystem und anderen Systemen ablaufen, sind noch nicht bekannt.

Entspannung und Stressbewältigung

Stress und psychische Belastungen haben einen negativen Einfluss auf die Psoriasis. Aber man kann sie häufig nicht oder nur sehr schwer vermeiden (z. B. den Tod eines geliebten Menschen oder Arbeitslosigkeit). Verschiedene Methoden ermöglichen es jedoch, den Umgang mit solchen Situationen zu erlernen und ihre Auswirkungen günstig zu beeinflussen. Wichtig ist nur die eigene Bereitschaft dazu.

Beachten Sie, dass jede Art von Vorbeugung und Behandlung immer den individuellen Bedürfnissen des Betroffenen angepasst werden muss. So können die Erfahrungen einzelner Patienten sehr unterschiedlich sein. Die hier gegebenen Ratschläge sind sehr allgemein. Spezielle Empfehlungen muss jeder für sich selbst prüfen.

Aufgrund verschiedener Untersuchungen besteht kein Hinweis darauf, dass Psoriatiker eine Tendenz zur neurotischen Veranlagung haben. Nicht verwunderlich ist jedoch, dass viele Patienten unerfreuliche Ereignisse über lange Zeiträume hinweg nicht verarbeiten und eine depressive Stimmung bis hin zur ausgeprägten Depression entwickeln.

Stress oder seelische Belastungen können häufig durch Entspannungsübungen gemindert werden. Gut geeignete Methoden sind Yoga, autogenes Training, Muskelentspannung nach Jacobson, Biofeedback etc. Diese Übungen können helfen, Stress abzubauen und innerlich zur Ruhe zu kommen. Aus Untersuchungen an Psoriasispatienten geht hervor, dass sich durch derartige Entspannungsübungen tatsächlich eine Besserung des Hautbefundes herbeiführen lässt.

Jeder muss selbst herausfinden, welche Methode bei ihm am besten wirkt. Im Allgemeinen ist es sinnvoll, die Techniken nicht nur aus Büchern, sondern unter professioneller Anleitung zu erlernen. Entsprechende Kurse werden von Psychologen, Psychotherapeuten, in Fachkliniken oder anderen Einrichtungen angeboten. Auch viele Volkshochschulen haben hilfreiche Lehrgänge in ihrem Programm. Wichtig ist vor allen Dingen auch, dass Ihnen die gewählte Methode gefällt und Spaß macht.

Oft hilft es schon, wenn man sich eine sinnvolle Beschäftigung, ein interessantes Hobby oder eine Sportart zum Ausgleich sucht, bei der man sich entspannt und sich aus dem Alltagsleben ein bisschen zurückziehen kann, um Kummer und Ärger zu vergessen.

Psychotherapie

Manchmal ist es auch sinnvoll, sich im Rahmen einer gezielten Einzel- oder Gruppentherapie individuell ausgerichtete professionelle Hilfe zu holen, z. B. durch einen Arzt oder Psychologen mit speziellen Kenntnissen in Psychotherapie oder Psychosomatik.

Solche Therapien können grundsätzlich für jeden hilfreich sein. Allerdings sind sie in der Regel sehr zeitaufwändig und erfordern die volle innerliche Bereitschaft und aktive Mitarbeit des Patienten. Auch hier gibt es verschiedene Richtungen, nach deren Prinzipien eine Therapie abläuft. Die beiden wichtigsten sind die Verhaltenstherapie und die Psychoanalyse. Es gibt auch eigene Kliniken für psychosomatische Erkrankungen; einige davon sind auch auf Hautkrankheiten spezialisiert. Bei Ihrem Hautarzt oder über eine Selbsthilfegruppe können Sie dazu aktuelle Informationen erhalten.

Glossar

Allergie	Gesteigerte Reaktion auf körperfremde Stoffe
Anamnese	Krankengeschichte
Antigen	Körperfremder Stoff, auf den das Immunsystem mit der Bildung von Antikörpern reagiert; Bezeichnung für Strukturen an der Oberfläche von Zellen
Antikörper (= Immunglobulin)	Eiweißstoff, der im Körper als Reaktion auf einen körperfremden Stoff (Antigen) gebildet wird
Antipsoriatikum	Mittel zur Behandlung der Psoriasis
Arthritis	Gelenkentzündung
Arthropathie	Gelenkerkrankung
Atrophie	Rückbildung von (Haut-)Gewebe
Balneotherapie	Behandlung mit Bädern
Chromosom	Träger der genetischen Information, auf dem die Gene angeordnet sind
Dermatologie	Fachgebiet der Medizin, das sich mit Erkrankungen der Haut, der Hautanhangsgebilde und der Schleimhäute beschäftigt
Dermatose	Allgemeine Bezeichnung für Hautkrankheit
Differenzialdiagnose	Unterscheidung und Abgrenzung einander ähnlicher Krankheitsbilder
Disposition	Angeborene oder erworbene Anfälligkeit für eine Erkrankung
Ekzem	Akute oder chronische, meist flächenhafte entzündliche Hautveränderung, die häufig von Juckreiz begleitet ist (z. B. Kontaktekzem, atopisches Ekzem); wird oft gleichbedeutend mit Dermatitis verwendet
Enzym (Ferment)	Eiweißstoff, der den Stoffwechsel steuert oder beschleunigt
Epidermis	Oberhaut, oberste Hautschicht
Erythem	(Entzündliche) Rötung der Haut
Erythrodermie	Ausgedehnte oder die ganze Haut betreffende Rötung, Schwellung und/oder Schuppung
Exanthem	Hautausschlag
Exsudativ	Nässend; bedingt durch Austritt von Flüssigkeit (Exsudat)
Fototherapie	Behandlung durch natürliche oder künstliche Lichtstrahlen
Gen	Auf Chromosomen befindlicher Träger bestimmter Erbanlagen
Histologie	Lehre von den Geweben des Körpers; im medizinischen Sprachgebrauch: feingewebliche Untersuchung einer Gewebeprobe
HLA-System (= Human Leucocyte Antigen System)	System von Gewebeantigenen des Menschen, die auf fast allen Zellen vorkommen
Hyperkeratose	Verdickung der Hornschicht der Haut
Immunologie	Lehre vom Aufbau und der Funktion des Immunsystems
Immunsuppressiv/ Immunsuppressivum	Eine Immunreaktion bzw. das Immunsystem unterdrückend oder abschwächend; Mittel, das immunsuppressiv wirkt
Indikation	(Heil-)Anzeige; Grund, der den Einsatz von Arzneimitteln oder Behandlungsmaßnahmen rechtfertigt oder gebietet

Intertriginös	Stellen betreffend, an denen Haut aufeinander liegt (in Hautfalten)
Inzidenz	Anzahl der Neuerkrankungsfälle einer bestimmten Krankheit innerhalb eines bestimmten Zeitraums
Kapillitium	Behaarter Kopf
Keratolytisch	Hornhautablösend
Kollagen	Faserartig aufgebauter Eiweißstoff, der die Gerüstsubstanz für Knochen, Knorpel, Zähne, Bindegewebe etc. bildet
Kontraindikation	Gegenanzeige; Umstand, der den Einsatz einer an sich zweckmäßigen oder notwendigen medizinischen Maßnahme ausschließt
Korium	Lederhaut
Okklusiv	Abgeschlossen, verschlossen
Mykose	Durch Pilze verursachte Infektionskrankheit
Papel	Kleines Knötchen in der Haut
Pathogenese	Entwicklung bzw. Entstehung einer Krankheit
Pathologisch	Krankhaft
pH-Wert	Maß für den Säure-Basen-Gehalt einer Lösung
Physiologisch	Normal, der Gesundheit entsprechend
Plaque	In der Dermatologie: flach erhabene, plattenartige Hautveränderung
Prävention	Vorbeugung
Prognose	Beurteilung des absehbaren Ausgangs einer Krankheit oder eines Zustands
Proliferation	Übermäßiges Wachstum, Wucherung
Pruritus	Juckreiz
Psoralen	Lichtsensibilisierende (d. h. die Empfindlichkeit gegenüber Lichtstrahlung steigernde) Substanz, die in Verbindung mit künstlicher UV-A-Strahlung (PUVA-Therapie) zur Behandlung der Psoriasis eingesetzt wird
Psychosomatik	Wechselwirkung zwischen psychischen Einflüssen und körperlichen Veränderungen
Pustel	Mit Eiter gefülltes Bläschen
PUVA	UV-A-Bestrahlung mit Zusatz von Psoralen zur Steigerung der Lichtempfindlichkeit
Rehabilitation	Wiederherstellung, Wiedereingliederung oder auch Vorbeugung zur Beseitigung von gesundheitlichen Störungen
Resorption	Aufnahme von Stoffen (Nahrung u. a.) über Haut oder Schleimhäute
Rezidiv	Rückfall
Squama, squamös	Schuppe, schuppend
SUP (= selektive ultraviolette Fototherapie)	Bestrahlung mit einem bestimmten Spektrum von UV-Strahlen
Syndet	Synthetisches Detergens: waschaktive Substanz
Systemisch	Allgemein, den ganzen Körper betreffend
Topisch	Lokal, äußerlich
Zytostatikum	Mittel zur Hemmung des Zellwachstums

Über die Autorin

Dr. med. Dietlinde Burkhardt ist Ärztin und arbeitet seit mehreren Jahren als freie Autorin und Medizinjournalistin.

Literatur

Braun-Falco, Prof. Dr. Otto/Plewig, Prof. Dr. Gerd/Wolff, Prof. Dr. Helmut H.: Dermatologie und Venerologie. Springer Verlag. Berlin 1995
Meffert, Prof. Dr. Hans: Schuppenflechte. Sport und Gesundheit Verlag. Berlin 1992
Müller, Johannes: Mit Psoriasis leben – Umgang und Linderung. Piper Verlag. München 1995

Hinweis

Das vorliegende Buch ist sorgfältig erarbeitet worden. Dennoch erfolgen alle Angaben ohne Gewähr. Weder Autorin noch Verlag können für eventuelle Nachteile oder Schäden, die aus den im Buch gemachten praktischen Hinweisen resultieren, eine Haftung übernehmen.

Bildnachweis

Das Fotoarchiv, Essen: 64 (Henning Christoph), 67 (Jörg Meyer), 86 (Toma Babovic); Deutscher Psoriasis Bund e.V., Hamburg: 8; Gotovac Nada, München: 10, 14; Jump, Hamburg: 17 (Kristiane Vey); Südwest Verlag, München: U4, 39 (Michael Nagy), 1 (Karl Newedel), 61 (Claudia Rehm), 17, 62 (Jump/Kristiane Vey); The Image Bank, München: 28 (Neil Folberg); Tony Stone, München: Titel (Claude Guillaumin), 4 (Jon Riley), 7 (Rosanne Olson), 22 (Nick Dolding), 51, 89 (Dale Durfee), 52 (Hugh Sitton); Tuskany Georg, München: 70

Adressen, die weiterhelfen

Deutscher Psoriasis Bund e. V. (DPB), Oberaltenallee 20a, 22081 Hamburg, Tel. 0 40/22 33 99, Fax 0 40/2 27 09 86

Psoriatiker Verein, Austria, Stromstraße 39–45/7, A–1200 Wien, Tel. (00 43)–(0)1/3 32 40 03

Schweizerische Psoriasis und Vitiligo Gesellschaft, Postfach, CH-8048 Zürich, Tel. (00 41)–(0)30/2 44 66

Informationszeitschrift PSO aktuell – Der Ratgeber bei Schuppenflechte – erscheint viermal jährlich. Herausgeber: KiM Gemeinnützige Info-GmbH, Postfach 43 08 63, 80738 München

Deutsche Rheuma-Liga Bundesverband e.V., Rheinallee 69, 53173 Bonn, Tel. 02 28/95 75 00

NAKOS – Nationale Kontakt- und Informationsstelle zur Anregung und Unterstützung von Selbsthilfegruppen, Albrecht-Achilles-Straße 65, 10709 Berlin

Impressum

© 1998 Südwest Verlag GmbH & Co. KG, München

Alle Rechte vorbehalten. Nachdruck – auch auszugsweise – nur mit Genehmigung des Verlags.

Lektorat:
Dr. Judith Schuler
Projektleitung:
Susanne Garte
Redaktionsleitung und medizinische Fachberatung:
Dr. med. Christiane Lentz
Bildredaktion:
Sabine Kestler
Produktion:
Manfred Metzger
Umschlag:
Till Eiden
DTP/Satz:
Reiner Löb
Druck:
ColorOffset, München
Bindung:
R. Oldenbourg, München

Printed in Germany

Gedruckt auf chlor- und säurearmem Papier

ISBN 3-517-07521-3

Register